Een patiënt met autisme

Een patiënt met autisme

in de huisartspraktijk

Martine Delfos

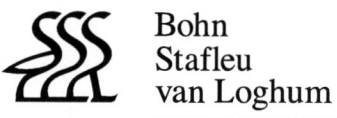

Bohn
Stafleu
van Loghum

Springer Media

Houten 2011

Samensteller(s) en uitgever zijn zich volledig bewust van hun taak een betrouwbare uitgave te verzorgen. Niettemin kunnen zij geen aansprakelijkheid aanvaarden voor drukfouten en andere onjuistheden die eventueel in deze uitgave voorkomen.

ISBN 978 90 313 8306 1
NUR 870

Ontwerp omslag: Nanja Toebak, Den Bosch
Ontwerp binnenwerk: Studio Bassa, Culemborg
Automatische opmaak: Cross Media Solutions - Ten Brink, Alphen aan den Rijn
Eerste druk 2011

Bohn Stafleu van Loghum
Het Spoor 2
Postbus 246
3990 GA Houten

www.mdelfos.nl
www.bsl.nl

Inhoud

Over de auteur

Dr. Martine F. Delfos, biopsycholoog, GZ-psycholoog, therapeut, onderzoeker, docent, publicist, ontwikkelde het model van het socio-schema met de MASIP en schreef verschillende boeken over autisme met als handboek: *Een vreemde wereld. Over autisme, het syndroom van Asperger en PDD-NOS. Voor ouders, partners, hulpverleners en de mensen zelf.* Ze is gevraagd mee te helpen autismehulpverlening in Bosnië en Herzegovina vorm te geven, waar ze gasthoogleraar geworden is aan de International University of Sarajevo.

Ze richtte het wetenschappelijk onderzoeksinstituut PICOWO op en is lector aan de Hogeschool Edith Stein met als leeropdracht: Virtuele ontwikkeling van jeugd.

Als therapeut werkt ze onder meer met kinderen, jongeren en volwassenen met autisme. Informatie over haar werk is te vinden op haar website: www.mdelfos.nl.

Woord vooraf

Uitgeverij Bohn Stafleu van Loghum vroeg mij een boek te schrijven over autisme voor de huisartsenpraktijk, in de serie *Een patiënt met...* Ik ging daar graag op in. Autisme heeft mijn sterke belangstelling en de doelgroep artsen eveneens. Het is met plezier dat ik al sinds 1998 verbonden ben aan het TNO als gastdocent voor de opleiding Jeugdarts.

Een boek speciaal voor de huisartsenpraktijk is ook een kans om voor beide doelgroepen (mensen met autisme en hun artsen) iets te kunnen doen. Om dat optimaal te kunnen doen, bedachten Marijke Gottmer en ik om een vragenlijst met betrekking tot huisartsenbezoek voor te leggen aan mensen met autisme. We maakten een conceptvragenlijst en Karin van den Bosch van de belangenvereniging voor en door normaal- tot hoogbegaafde volwassen Personen uit het Autisme Spectrum (PAS) gebruikte haar (ervarings)kennis om dit zo goed mogelijk toe te spitsen op de doelgroep mensen met autisme. Daarnaast was ze bereid om de vragenlijst uit te zetten bij de doelgroep via de website van PAS-Nederland en andere kanalen. Er waren aardig wat respondenten en na de sluitingstijd kwamen nog meer vragenlijsten binnen. We hebben het plan opgevat om gezamenlijk het onderwerp in een onderzoeksmatige context te gieten in een latere fase. Voor nu heeft het geholpen om beter zicht te krijgen op wat voor mensen met autisme (ook wel ASS of Autisme Spectrum Stoornissen genoemd) belangrijk is met betrekking tot huisartsenbezoek. Het verheugde ons dat de respondenten in het algemeen blij waren met hun huisarts. Het serieus nemen en vragen stellen werd gewaardeerd. Hun probleem zat vooral in de aanloop tot het bezoek. Maar er kan veel verbeterd worden als autisme beter begrepen wordt, zodat er beter aangesloten kan worden bij de patiënt door de huisarts en de patiënt met autisme beter weet wat hij of zij verwachten kan van de huisarts.

We hopen dat dit boek behulpzaam zal zijn voor (huis)artsen in de zorg voor hun patiënten met ASS. Maar ook voor de mensen met autisme om beter voorbereid te zijn en de stap gemakkelijker te kunnen maken naar de huisarts.

Mijn dank gaat uit naar Marijke Gottmer. Voor dit boek heeft Marijke Gottmer (werkzaam bij Altrecht Utrecht als GZ-psycholoog gespecialiseerd in autisme) mij weer bijgestaan, onder andere met de vragenlijst en het hoofdstuk over behandeling. Zij vond haar bijdrage echter niet van dien orde dat haar naam ook op het boek zou moeten komen te staan. Zelf ben ik haar zeer dankbaar voor haar grote inzet.

Dank ook aan Karin van den Bosch die zich met enthousiasme op de vragenlijst wierp. En dank aan de respondenten die lieten weten wat het huisartsenbezoek voor hen betekent.

Martine Delfos
Utrecht, 2011

Opbouw van het boek

Dit boek heeft de bedoeling inzicht en praktische informatie te geven. Het is een versie van het boek *Leven met autisme*, maar toegespitst op de huisartsenpraktijk.

Het boek geeft inzicht in autisme/ASS/Autisme Spectrum Stoornissen en wat het betekent om een patiënt met autisme in de praktijk te hebben.

In de inleiding wordt in grote lijnen uitgelegd wat autisme (ASS: Autisme Spectrum Stoornissen) is en welke diagnostische criteria nu en in de komende tijd gebruikt gaan worden. Er wordt ook beschreven wat de risico's zijn van zelfdiagnose, wat bij ASS een belangrijk gegeven is. Tevens is er aandacht voor de vermenging van ASS met relatieproblematiek van mannen en vrouwen. Omdat autisme de meest extreme vorm van de mannelijke hersenen is, bestaat het risico dat aan ASS gedacht wordt in een relatie, daar waar vooral sprake is van verschillen tussen mannen en vrouwen.

In het tweede hoofdstuk worden de theorieën met betrekking tot autisme besproken. Na de drie theorieën die lange tijd opgeld deden, zijn er nu twee nieuwe ontstaan (ESB-brein en het socioschema) omdat het duidelijk was dat de bestaande theorieën tekortschoten en er behoefte was aan overkoepelende theorieën.

In het derde hoofdstuk komt aan bod wat autisme voor iemand zelf betekent. Het probleem met aansluiten en de behoefte te vluchten voor de wereld die hen buitensluit.

In het vierde hoofdstuk wordt beschreven wat autisme voor de omgeving betekent. Met name de verschillende gezinsleden als ouders, partner, kind, broer of zus te zijn van iemand met autisme. Maar ook wat het voor werk en opleiding betekent.

Vervolgens worden in hoofdstuk vijf de verschillende behandelingen en financiële regelingen beschreven. Autisme is in feite de meest ingewikkelde stoornis/aandoening om mee om te gaan. Dit komt vooral doordat een mens met autisme over een heel *scala aan mentale* leeftijden(MAS1P) beschikt die tegelijk aanwezig zijn. Dit is voor de mensen eromheen en voor de persoon met autisme zelf zeer verwarrend. De behandeling van ASS staat in feite nog in belangrijke mate in de kinderschoenen, juist omdat het aandacht besteden aan het scala aan mentale leeftijden erg lastig is.

De theorie over autisme wordt afgerond met hoofdstuk zes, waarin beschreven wordt wat autisme gedurende de levensloop betekent. Iedere levensfase stelt de mens met ASS voor nieuwe raadsels en nieuwe eisen die het hoofd geboden moeten worden. Dit alles blijkt dan ook nog veel verschil te maken of het een man is of een vrouw met autisme, zo wordt beschreven.

In hoofdstuk zeven wordt beschreven wat het voor de huisartsenpraktijk betekent een patiënt met autisme te hebben. Daar worden zowel de medische kenmerken beschreven als de communicatie. Uit een onderzoek onder mensen met ASS bleek dat zij zeer tevreden zijn met artsen in het algemeen omdat deze vragen en luisteren. Het is echter een heel probleem voor hen om bij de huisarts terecht te komen en zich goed voorbereid te voelen.

Aan het eind van ieder hoofdstuk staan de belangrijkste punten van dat hoofdstuk als aandachtspunten bij elkaar.
Ten slotte staan in hoofdstuk acht nuttige adressen en literatuur. Achterin is een verklarende woordenlijst opgenomen en informatie over de auteur.

Omdat het een mogelijkheid was om huisartsen toegespitste informatie te geven over autisme, hebben we een vragenlijst gemaakt over het bezoek aan de huisarts in de doelgroep van mensen met Autisme Spectrum Stoornissen/ASS/autisme. In dit boek is een deel van de vragenlijsten die ingevuld zijn, verwerkt in de tekst. In de bijlage staat een samenvatting van de belangrijkste resultaten. Er zijn plannen om het materiaal wat er al is, in een onderzoek af te ronden en er een aparte publicatie over te maken.

Wat is autisme?

> Joep van drie rijdt op zijn driewieler op het paadje achter zijn
> huis. Het paadje eindigt in een muur waar een voetbalgoal op
> geschilderd staat. Joep rent overstuur naar huis en zegt: 'De
> muur kwam naar me toe!'

In dit voorbeeld verrast Joep ons met zijn angst. Het is alsof hij niet
weet dat hij zich beweegt ten opzichte van de wereld, in plaats van
dat de wereld zich ten opzichte van hem beweegt. Hij ervaart de wereld met zichzelf als centrum, een autistische manier van zien. Hij
verrast ons ook door zijn fundamenteel egocentrische wijze van
waarneming. Zelf maken we dit gevoel van Joep nog wel mee als we
in een stilstaande trein zitten en naast ons vertrekt een trein. On-
weerstaanbaar interpreteren we de beweging als veroorzaakt door de
trein waar wij inzitten. Even zijn we Joep en draait de wereld om ons.
Maar zelfs met drie jaar verwachten we niet dat Joep een dergelijke
waarneming heeft. Het zal ook verdwijnen tijdens het opgroeien,
maar de kern waaruit het is ontstaan zal blijven bestaan en zal terug
te vinden zijn in allerlei andere gedragingen.

Het vreemde is niet zozeer dat Joep de wereld zo ervaart, maar dat hij
het op die leeftijd nog zo ervaart. Dát is kenmerkend voor autisme. In
dit boek worden het begrip autisme en ASD/ASS (Autism Spectrum
Disorders/Autisme Spectrum Stoornissen) door elkaar gebruikt.
Hieronder vallen de verschillende vormen van autisme, zowel het
klassiek autisme (de Kanner-vorm) als het syndroom van Asperger

(autisme met een normale tot bovengemiddelde intelligentie) en PDD-NOS/PDD-NAO (Pervasive Developmental Disorder - Not Otherwise Specified/- Niet Anderszins Omschreven). De verwachting is dat met de DSM-V en ICD-11, de nieuwe versies van de diagnostische handboeken, de subcategorieën zullen verdwijnen en er slechts sprake zal zijn van de benaming ASS/Autisme Spectrum Stoornissen. Dus geen klassiek autisme (Kanner-vorm) meer, geen HFA (High Functioning Autism) geen syndroom van Asperger en geen PDD-NOS.

Autisme is in beeld gebracht door twee pioniers: Leo Kanner (1894-1981) in 1943 en Hans Asperger (1906-1980) in 1944, onafhankelijk van elkaar. Sindsdien is er veel onderzocht en is de kennis enorm toegenomen, maar de basisartikelen weten nog steeds de magie van autisme te schetsen.

Autisme verschilt van alle andere stoornissen of aandoeningen. Het is de meest lastige stoornis/aandoening om te begrijpen en te begeleiden. De reden daarvoor is in feite simpel. Alleen bij autisme is sprake van een verzameling van verschillende mentale leeftijden binnen één mens. Er is sprake van een *Mental Age Spectrum within 1 Person* (MASiP, Delfos), een scala aan verschillende mentale leeftijden binnen één persoon. Een jongere van 17 jaar met ASS kan tegelijk 9 maanden, 17 jaar en 35 jaar zijn. Dit zal verderop nader uitgelegd worden.

Autisme heeft de mens altijd geïntrigeerd, zowel de positieve als de negatieve aspecten ervan. Het is in wezen, zoals Francesca Happé zegt, een stoornis van het menselijk zijn. Het raakt de mens in zijn fundament: de sociale interactie.
Autisme dankt zijn naam aan het extreem in zichzelf – *autos* – gekeerd zijn. In feite is het niet altijd extreem op zichzelf gericht zijn, maar een niet-automatisch gericht zijn op de ander. In de theorie van het socioschema wordt dit nader gepreciseerd als een beperkte en vertraagd ontwikkelde gerichtheid op mensen en een beperkt bewustzijn van mensen.
Autisme is universeel en tijdloos, herkenbaar vanuit een vast patroon van gedragingen in verschillende landen en over verschillende culturen heen. Het is een aandoening die ook wel als variant van het menselijk zijn wordt gezien en die niet door iedereen als een stoornis

gezien of ervaren wordt. Autisme is geen 'ziekte' die kan 'genezen'. Er bestaat geen medicatie voor autisme, omdat het ook niet een specifiek, beperkt probleem is. Het is erfelijk, aanwezig in het DNA, niet op een specifiek gen terug te voeren, maar op een aantal genen. Het is aanwezig vanaf de vroegste jeugd en niet altijd vanaf het begin duidelijk zichtbaar. Er bestaat ook niet één vorm van autisme, maar in ieder mens wordt het weer op eigen wijze uitgedrukt. Wel zijn er hoofdpunten van overeenkomst, omdat het in ieder geval gaat om een probleem in de sociale omgang, in de zin van aanvoelen en begrijpen van die interactie tussen mensen en om een tempoprobleem in informatieverwerking.

Autisme: de biologische en de psychologische kern

Autisme is er altijd geweest en zal er altijd zijn. Het is van alle tijden en van alle culturen. De positie van mensen met autisme verschilt sterk per cultuur en per tijd. In de middeleeuwen waren mensen met autisme vaak de dorpswijze of de dorpsgek. In Ecuador wordt een kind met autisme gezien als een straf van God. In het moderne westen is het beeld genuanceerd en afhankelijk van welke kenmerken op de voorgrond staan en welke problemen erbij komen.
Van Albert Einstein wordt wel gezegd dat hij ASS had. Om mensen met autisme hangt soms een sfeer van hoge intelligentie en zonderling gedrag. De werkelijkheid is echter veel genuanceerder.
Er bestaat niet iets als dé autistische mens of hét autistische gedrag. Er bestaan autistische kenmerken die in een zeer breed scala van sterker tot zwakker kunnen voorkomen. Dat betekent ook dat het niet altijd eenvoudig is om autisme te herkennen. Als de kenmerken sterk aanwezig zijn, lijkt het wel duidelijk; maar met zwakkere kenmerken is de overgang naar niet-autistisch soms zo klein dat iemand onterecht autistisch wordt genoemd of onterecht niet-autistisch. De vraag is overigens wel of het noodzakelijk is autisme als zodanig te diagnosticeren op het moment dat het verschil zo klein is.

Lichaam en geest zijn in feite niet te scheiden. Toch is het noodzakelijk om tot een beter begrip te komen om ze afzonderlijk te beschrijven. Er zijn twee basale kenmerken van autisme: de vertraging in de hersenen en het afwijkende in de sociale interactie. De een is biologisch van aard, de ander psychologisch.

Het basale biologische kenmerk is het genenpatroon van mensen met autisme. Daarbinnen springt één genetisch kenmerk eruit als zeer belangrijk voor autisme. Bij hen werkt het gen (contactin 4) dat de verbindingssnelheid in de hersenen regelt, gebrekkig. Dit zorgt voor een vertraging in informatieverwerking en handelen. De afstemming van handelen op het denken verloopt vertraagd. Niet bij iedereen met autisme is dat duidelijk merkbaar, maar het is wel datgene waar hun functioneren hen opbreekt.

> Willem is een intelligente, aardige, hardwerkende man met autisme. Hij werkt zeer zwaar beneden zijn niveau, zoals gebruikelijk bij mensen met autisme. De reden is de traagheid van zijn functioneren. 'Ik weet precies wat ik moet doen, hoe ik het stuur van de tractor om moet gooien om voorbij die boom te komen, maar het duurt zo lang voordat ik wat ik uitgedacht heb ook uit kan voeren. Ik ben al oud, dus nu weet ik dat en kan ik daar gemakkelijker rekening mee houden, maar ik vind het zo vreselijk dat het zo is.'

Het erfelijke materiaal, DNA, bestaat uit allerlei stukjes die gekopieerd kunnen worden en gewist. Er is ontdekt dat autisme de aandoening is waarbij het het meest voorkomt dat deeltjes DNA die gekopieerd en gewist worden, zich bevinden in de genen zelf in plaats van in het DNA-materiaal tussen de genen. Mogelijk draagt dit wat onstabielere beeld van het DNA bij tot de vertraging die zo kenmerkend is voor autisme. Het lichamelijke patroon van veelvuldig kopiëren en wissen zien we terug in het repetitieve gedrag, het verzamelen, het bewaren van informatie, het twijfelen en het afkeuren van informatie. De tweede biologische structuur, naast het DNA, die kenmerkend is voor autisme is de sterk ontwikkelde rechter hersenhelft ten opzichte van links. Uit wetenschappelijk onderzoek blijkt inmiddels dat autisme de meest extreme vorm van de mannelijke hersenen is. Ook bij vrouwen met autisme is een meer mannelijke hersenstructuur aangetoond. De hersenpathologie bij meisjes met autisme is in het algemeen ernstiger dan die bij jongens met autisme. Dat betekent dat er bij vrouwen met autisme vaak een zeer ernstige verstandelijke beper-

king aanwezig is. Overigens geldt hier ook dat meer vrouwen zonder
verstandelijke beperking ASS hebben dan mét een verstandelijke beperking. Ook lijken vrouwen met ASS vaak hulpelozer dan mannen.
Het verschil in ontwikkeling van hersenhelften betekent dat taligheid
minder ondersteund wordt, maar vooral het bewustzijn van gedachten en gevoelens. Voor de artsenpraktijk betekent dit dat het niet altijd eenvoudig is voor mensen met ASS om precies aan te geven waar
het probleem zit. Verderop zal dit nader beschreven worden.

Het basale psychologische kenmerk van ASS is het afwijkende in de
sociale interactie. Mensen met autisme hebben als kernprobleem
moeite met de sociale interactie. Dat betreft de snelheid van de interactie, het inschatten van de interactie, het andere perspectief vanwaaruit de interactie benaderd wordt en de kennis over de interactie.
Daarmee hangen problemen in de communicatie samen.
Daarnaast zijn bij autisme de repetitieve gedragingen en obsessies
van belang.

Autisme is vanaf de vroegste jeugd aanwezig en ontwikkelt zich gedurende de levensloop. Dat betekent dat de kenmerken op jonge leeftijd geheel anders kunnen zijn dan die op latere leeftijd. Hierdoor is
diagnostiek op jonge leeftijd zeer verschillend van de diagnostiek op
volwassen leeftijd. Om op volwassen leeftijd een diagnose te kunnen
stellen, is informatie uit de vroege jeugd noodzakelijk omdat de autistische kenmerken in principe vanaf de jeugd aanwezig zijn. Soms
is er een omslag in gedrag rond de twee jaar, waarbij daarvoor een
min of meer normale ontwikkeling plaatsvond en daarna de vaardigheden verloren lijken te gaan. Hoewel het daarbij om sterk autistisch
gedrag gaat, is het de vraag of we hier wel over autisme moeten spreken, of dat er een andere oorzaak is die tot dat gedrag leidt. Het gaat
dan niet om de desintegratieve stoornis van de kindertijd, er is geen
organische oorzaak aan te wijzen. Wel blijkt er een belangrijke gebeurtenis te hebben plaatsgevonden of een ziekte rond de twee jaar.

Vroeger werd bij autisme al snel gedacht aan een verstandelijke beperking. Inmiddels weten we dat mensen met autisme meestal geen
verstandelijke beperking hebben, maar dat ze vaker normaal begaafd
zijn en zelfs meer dan gemiddeld begaafd op een aantal gebieden of
aspecten. Ze hebben soms enorm sterke talenten, 'eilandjes van begaafdheid'. Omdat dit tot de nodige verwarring heeft geleid, koos

Lorna Wing ervoor om voor die mensen met autisme die geen verstandelijke beperking hebben, een andere benaming van autisme te
gebruiken. Als eerbetoon aan een van de pioniers op het gebied van
autisme, Hans Asperger, noemde zij dit het syndroom van Asperger.
Het wordt ook wel de stoornis van Asperger genoemd. Inmiddels
zijn we vertrouwd met het idee dat autisme voor kan komen bij het
hele scala aan intelligentie en is het de bedoeling om geen aparte
benamingen te gebruiken zoals het syndroom van Asperger. Dit zal
uiteindelijk via de DSM-V/ICD-11 beslist worden.

Kenmerken van autisme zijn heel gebruikelijk in meer of mindere
mate voor ieder mens. Simon Baron-Cohen noemde autisme daarom
ook wel een variant van het menselijk zijn en niet per se een stoornis.

Diagnostiek

Het diagnosticeren van autisme is niet altijd eenvoudig en ook niet
eenduidig. Er zijn (nog) geen biologische markers, waardoor we in
de diagnostiek erg afhankelijk zijn van gedragsbeschrijvingen. Het
meest optimale is daarom de diagnostiek bij autisme te laten uitvoeren door een multidisciplinair team, bestaande uit in ieder geval een
psychiater, een psycholoog en eventueel een orthopedagoog en een
maatschappelijk werker. Door de grote aantallen aanmeldingen voor
diagnostiek bij autisme, is het echter nauwelijks meer haalbaar om
de diagnose multidisciplinair vast te stellen. Landelijk is ervoor geko-
zen dat de diagnose ook door een GZ-psycholoog (gezondheidszorg-
psycholoog) of een psychiater alleen kan worden gesteld. Dit komt
de precisie van de diagnose echter niet ten goede.
In de vroegkinderlijke ontwikkeling bestaan veel overeenkomsten in
gedrag vanuit verschillende ontwikkelingsstoornissen. In de vroegtijdige herkenning van autisme speelt dit een rol. Daarom is diagnosti-
cering op baby- en peuterleeftijd zeer moeizaam. Wel zijn er vorde-
ringen gemaakt in vroegtijdige herkenning. Toch blijken nog veel
fouten gemaakt te worden in deze, vooral dat er geen sprake van autisme blijkt te zijn, maar van een andere stoornis. Nog treffender is
dat de vroegtijdige herkenning van professionals nog sterk achter-
blijft bij de vroegtijdige herkenning door ouders zelf.
Bij het vroegtijdig herkennen van autisme is een aantal signalen in
kaart gebracht. In figuur 1.1 staan ze verbeeld.

ALARMSIGNALEN
AUTISME SPECTRUM STOORNISSEN

karakter

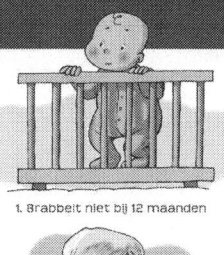

1. Brabbelt niet bij 12 maanden

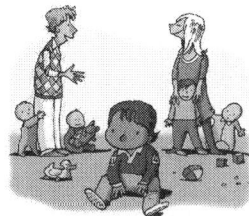

2. Heeft geen interesse in andere mensen bij 12 maanden

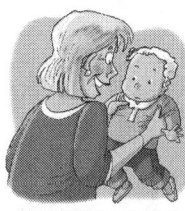

3. Lacht niet naar anderen bij 12 maanden

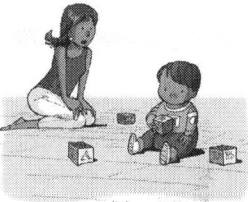

4. Reageert niet wanneer hij of zij wordt toegesproken bij 12 maanden

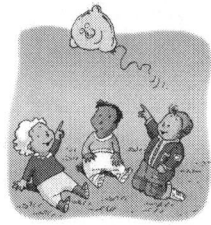

5. Maakt geen gebaren (wijzen, zwaaien) bij 12 maanden

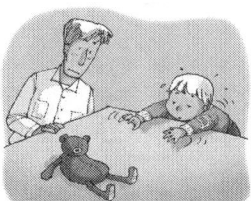

6. Maakt nog geen functioneel gebruik van woorden bij 18 maanden

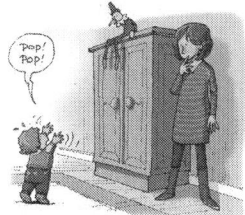

7. Gebruikt nog geen 2-woordzinnen bij 24 maanden

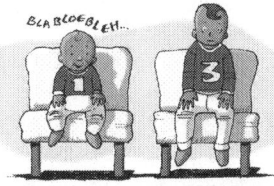

8. Verlies van eerder verworven taal of sociale vaardigheden op elke leeftijd

Tekeningen
& ontwerp:
Marcel Jurriëns

LEER DE SIGNALEN HERKENNEN

Figuur 1.1 *Signalen voor vroegtijdige herkenning van autisme.*

Kenmerken volgens de DSM-IV en DSM-V

De diagnostiek wordt voor het grootste deel gebaseerd op gedragskenmerken. De kennis over autisme is nog niet zodanig ontwikkeld
dat onderzoek van DNA of van het functioneren van de hersenen uit-
sluitsel kan bieden. Voor het vaststellen van de diagnose zijn we afhankelijk van de DSM (Diagnostic and Statistical Manual of Mental
Disorders). In 2010 dateert de meest recente versie daarvan nog uit
1994 en doet nog geen recht aan de inzichten die de laatste jaren ge-
wonnen zijn, met name op genetisch gebied. Er bestaat een aangepaste versie, de DSM-IV-TR uit 2001. De nieuwe versie, DSM-V,
wordt verwacht in 2012/2013.

In de DSM-V zullen de diagnostische criteria veranderen ten opzichte
van de DSM-IV. Belangrijk om te weten is dat de driedeling van de
DSM-IV (1 sociale interactie, 2 communicatie, 3 repetitieve gedragingen en obsessies) in de DSM-V teruggebracht wordt naar twee categorieën (1 sociale interactie en communicatie, 2 repetitieve gedragingen en obsessies).

De verwachting is dat in de DSM-V (en ICD-11) alleen gesproken zal
worden over Autisme Spectrum Stoornissen (ASD/ASS). Autisme zal
vallen onder Cluster 2: *Neurodevelopmental Disorders*, stoornissen van
de ontwikkeling van het zenuwstelsel. De organische stoornissen als
het *syndroom van Rhett* en de *Desintegratieve stoornis van de kindertijd* vallen voortaan buiten autisme en komen niet meer in de DSM voor. Het
syndroom van Asperger zal als benaming waarschijnlijk verdwijnen.
Daarnaast was er in de DSM altijd de ruimte voor een restcategorie,
namelijk PDD-NOS/NAO. Ook deze zal verdwijnen. Het was de categorie waarbij niet sprake was van een volledig patroon van autisme,
maar van enkele kenmerken. Deze categorie bleek voor veel misver-
standen en problemen in de diagnostiek te zorgen en zal daarom niet
meer worden gehanteerd. Het autisme zal scherper beschreven worden en de diagnostiek zal aangevuld worden met een aantal dimensies.

Een diagnose ASS zal vanuit de DSM-V bestaan uit het beoordelen
van de autistische kenmerken en daarnaast het plaatsen binnen een
breder kader van dimensies van gedrag. Dit zullen de volgende dimensies zijn: intelligentie, sekse en ernst (van zeer ernstig tot variant
van normaal functioneren).

Ook komt het voor dat iemand niet alleen autisme heeft, maar ook een andere psychiatrische stoornis. In dat geval spreken we van co-morbiditeit, het samen voorkomen van aandoeningen. In de DSM-V is het de bedoeling dat comorbiditeit verdwijnt en dat de hoofdaan-doening of stoornis benoemd wordt met dimensies als intelligentie, ernst, sekse daaromheen.

Omdat autistische kenmerken in minder sterke vorm veel voorkomen zonder dat er sprake is van autisme of zonder dat er sprake is van een stoornis, was de restcategorie PDD-NOS een risicovolle categorie. Het is mogelijk dat foutdiagnoses ontstaan doordat kenmerken vast-gesteld en geproblematiseerd worden terwijl het gaat om normale eigenschappen die het sociale functioneren niet echt belemmeren. Dit is sterker het geval wanneer het gaat om het beoordelen van jon-gens- en mannengedrag door vrouwen. De sekseverschillen kunnen via een vooroordeel aanleiding geven tot minder zuivere diagnostiek. Men moet een grondige kennis hebben van autisme en ervaring met de problematiek ervan in het dagelijkse functioneren, willen we de kenmerken die in de DSM staan op waarde kunnen schatten en ons niet vergissen en het verwarren met bijvoorbeeld een kind dat mis-handeld wordt en zich terugtrekt in een eigen wereld, of een man waarbij het mannelijk functioneren wordt beoordeeld als autistisch door zijn erg gevoelige vrouw. Een dergelijk kind, of de man, kan op autisme lijkend gedrag vertonen, maar heeft daarmee nog geen autis-me. Een foute diagnose betekent echter ook verkeerde hulp en een verkeerde benadering door de omgeving van de persoon en dat is schadelijk voor de betrokkene.
Omdat autisme een ontwikkelingsstoornis is die op alle levensterrei-nen doordringt, ook tot in de volwassenheid, kan de diagnostiek op allerlei leeftijden voor het eerst plaatsvinden. Het maakt een groot verschil of de diagnostiek voor het eerst op jonge leeftijd wordt ge-pleegd of op oudere leeftijd. Als de diagnostiek pas voor het eerst op oudere leeftijd plaatsvindt, als volwassene, dan betekent het vaak dat het functioneren daarvoor misschien wel problemen gaf, maar niet zo opvallend problematisch was. Vaak gaat het dan om problemen in relaties en bij studie afmaken of werk vinden. Als de persoon als kind redelijk functioneerde en de omgeving erop ingesteld was, kan het zijn dat het autisme pas later ontdekt wordt. Aan een kind worden maatschappelijk, emotioneel en sociaal heel andere eisen gesteld dan aan een volwassene en we zien op grond daarvan ook andere proble-

men ontstaan. Daarnaast is het ook nog zo dat autisme zich kan ontwikkelen gedurende het leven, waardoor een kind dat zeer autistisch overkomt op heel jonge leeftijd, beduidend minder autistisch kan zijn op oudere leeftijd.

Autisme en kinderen

Autisme bij kinderen is een diagnose die steeds vaker gesteld wordt. Autisme wordt beter herkend, zeker als het gaat om intelligente kinderen met autisme. De toename in diagnoses bij kinderen heeft echter ook te maken met het financieringsstelsel in het onderwijs. Als een kind extra ondersteuning nodig heeft in het onderwijs, kan dat alleen via het 'rugzakje'. Via het rugzakje kan de school extra leerlinggebonden financiering krijgen. Om in aanmerking te komen voor zo'n rugzakje moet er bij het kind een diagnose gesteld zijn. Met betrekking tot de diagnostiek bij kinderen is er al een langere traditie en meer kennis dan met betrekking tot de diagnostiek bij volwassenen. Er zijn meer vragenlijsten en tests ontwikkeld die kunnen helpen bij het stellen van de diagnose. Maar ook bij kinderen blijft het een diagnose op basis van de gedragskenmerken bij het kind. Gedrag is echter niet eenduidig, dat betekent dat hetzelfde gedrag verschillende oorzaken kan hebben.
In het diagnostisch onderzoek bij kinderen zijn de ouders een belangrijke informatiebron. Bij ouders wordt een ontwikkelingsanamnese afgenomen, veelal aan de hand van een gestandaardiseerde vragenlijst die voor dat doel ontwikkeld is. Het kind zelf wordt onderzocht in een spelsituatie of, als het een ouder kind is, in een gesprekssituatie. Vaak wordt aan zowel ouders als leerkrachten gevraagd vragenlijsten in te vullen om een indruk te krijgen van hoe het kind in verschillende situaties functioneert. Dit kan aangevuld worden met een observatie van het kind in de thuis- en schoolsituatie. Vanuit de psychiatrische beroepsgroep is een richtlijn ontwikkeld voor de diagnostiek bij kinderen. Een multidisciplinaire richtlijn voor diagnostiek en behandeling van kinderen met ASS is in voorbereiding en zal naar verwachting in 2012 klaar zijn.

Autisme en volwassenen

Steeds vaker komt het voor dat pas aan autisme wordt gedacht wanneer iemand al volwassen is. De reden hiervoor is dat er steeds meer bekend is over hoe autisme zich op volwassen leeftijd uit bij een normale intelligentie. Er zijn verschillende factoren die aanleiding vormen om verder diagnostisch onderzoek naar autisme te doen bij volwassenen.

- Als er bij kinderen autisme is vastgesteld, wordt soms hetzelfde gedrag herkend bij een van de ouders (vaak de vader).
- Bij overgangen in levensfasen kan er zoveel veranderen dat blijkt dat een persoon met autisme die daarvoor nog redelijk kon functioneren, buitensporig veel problemen krijgt (zelfstandig worden, ouder van een kind worden, met pensioen gaan).
- Behandeling van andere psychische problemen of een psychiatrische stoornis blijkt geen of nauwelijks resultaat te hebben of het beeld klopt niet helemaal bij deze stoornis.
- Er zijn langdurige relatieproblemen en van één partner (meestal de man) wordt vermoed dat er sprake is van autisme.

Omdat autisme een ontwikkelingsstoornis is en de problematiek in feite sinds de vroegste jeugd speelt, is informatie over de vroege kindertijd, over de ontwikkeling en over de levensloop nodig om goed een diagnose te kunnen stellen. Voor kinderen zijn inmiddels vragenlijsten en tests ontwikkeld die het stellen van de diagnose vergemakkelijken. De diagnostiek bij volwassenen is nog volop in ontwikkeling, een richtlijn daarvoor is reeds ontwikkeld. In het ene geval gebeurt de diagnostiek uitgebreider dan in het andere geval. Soms is er al veel informatie bekend over de persoon. Vaak is het niet mogelijk bepaalde onderzoeken uit te voeren en zijn de gegevens over de vroege jeugd niet beschikbaar. Soms wordt de diagnose toch gesteld op basis van een beperkt onderzoek. Het probleem bij het vaststellen van de diagnose op volwassen leeftijd is dat veel informatie uit de vroege kindertijd niet meer beschikbaar is, terwijl dat van doorslaggevend belang is. De kwaliteit van de diagnose, en dus ook de kwaliteit van de hulpverlening daarna, is afhankelijk van de kwaliteit van het diagnostisch onderzoek.

Een uitgebreid diagnostisch onderzoek bestaat uit gesprekken met de persoon en belangrijke personen in zijn of haar omgeving (anamnese, heteroanamnese, ontwikkelingsanamnese), een psychodiagnostisch onderzoek en een psychiatrisch onderzoek (als de anamnese niet door de psychiater wordt gedaan). In een landelijk overleg van hulpverleners van mensen met autisme (CASS 18+, Stichting Consortium Autisme Spectrum Stoornissen bij volwassenen) is een richtlijn opgesteld voor de diagnostiek van volwassen mensen met autisme.

In de diagnostiek is de ontwikkelingsanamnese (over de vroege ontwikkeling) van groot belang. Kernpunten hiervoor worden genoemd in dit hoofdstuk, figuur 1.1; medische signalen worden genoemd in hoofdstuk 7, *Een patiënt met autisme bij de huisarts.*

De diagnosestelling bij relatieproblemen

Als de diagnostiek plaatsvindt als gevolg van relatieproblemen of terwijl er relatieproblemen zijn, bemoeilijkt dat het onderzoek. Het uiteenrafelen van kenmerken van relatieproblemen en autistische kenmerken kan lastig zijn wanneer de informatie van de partner gekleurd is door de relatieproblemen. Dit geldt des te sterker wanneer het om een heteroseksuele relatie gaat.
Deze verwarring komt relatief veel voor omdat relatieproblemen veelal over communicatie gaan en er zeer grote verschillen kunnen bestaan tussen mannen en vrouwen in de communicatie, zonder dat er sprake is van autisme.
Autisme komt vaak voor bij mannen en autistische trekken zijn bij mannen normaal. Hierdoor kunnen vrouwen denken dat hun mannelijke partner autisme heeft, terwijl er eerder sprake is van het verschillend zijn van partners zonder dat hier direct sprake is van een stoornis.

Informatie over autisme is wijdverbreid en is beschikbaar in een voor leken goed leesbare vorm. Ook op internet is zeer veel informatie over autisme beschikbaar. Het kan uiteraard helpen wanneer er sprake is van autisme. Voor een leek is het echter niet mogelijk om autisme te kunnen vaststellen en te onderscheiden van niet-autisme, ook al wordt op internet jammer genoeg de schijn vaak gewekt. Soms heeft de partner zonder autisme al veel gelezen over autisme en wordt veel gedrag van de persoon geplaatst in het kader van autisme, terwijl dit niet het geval hoeft te zijn. In sommige gevallen heeft een partner er baat bij als bij de andere persoon een autistische stoornis wordt gediagnosticeerd. Dit gebeurt als men op zoek is naar een verklaring voor gedrag dat men vruchteloos probeert te veranderen en dat niet zo veranderbaar blijkt. Het autisme lijkt dan een verklaring te zijn omdat het 'in de aanleg' zit. Het lastige met autisme is echter dat heel normale kenmerken van mannen erg lastig te veranderen zijn en min of meer door aanleg worden bepaald, zonder dat hier sprake hoeft te zijn van autisme. Het etiket autisme plakken, werkt dan niet bevorderend. Het is dan zinniger om de verschillen tussen mannen en vrouwen onder ogen te zien en van daaruit elkaar proberen te beïnvloeden.

Een aardig voorbeeld van gebruikelijk, niet-autistisch gedrag van mannen, is dat mannen wereldwijd niet meenemen wat op de trap ligt en vrouwen wereldwijd hun mannen daartoe proberen te bewegen. Het gaat daarbij niet om een autistisch kenmerk, maar het is wel illustratief voor hoe moeilijk het is om een verandering in een ander te bewerkstelligen en hoe lastig het is om het gedrag van die ander te begrijpen. Zoals een man hierover duidelijk maakte: wij hebben het er ook niet neergelegd! En nadere uitleg leerde dat veel mannen het ook gevaarlijk vinden om iets op de trap te leggen en in feite via negeren het gedrag van vrouwen proberen af te leren.

Het gaat hier niet om egocentrisch (op zichzelf gericht zonder daarbij een ander te willen schaden) gedrag, en zeker niet om autistisch functioneren van mannen, maar om het verplicht worden iets mee te nemen, terwijl zij het zelf een gevaarlijke gewoonte vinden.

Risico's bij zelfdiagnose

Omdat bij autisme sprake is van gedragingen die zonder autisme ook veel voorkomen, is het ontdekken voor mensen of ze zelf autisme hebben, of iemand in de familie, lastig. Toch is het zo dat mensen vaak zelf aanvoelen dat er iets 'anders' met hen is. Ze hebben het gevoel, zonder er de vinger op te kunnen leggen, dat ze er in sociaal contact 'naast' zitten. Voor ouders geldt dikwijls dat ze al bij hun baby het gevoel hebben dat deze 'anders' is, 'vreemd', zelfs wanneer het hun eerste kind is.

Een bejaarde moeder beschrijft de eerste tijd met haar baby die inmiddels zelf een flinke leeftijd heeft, treffend. 'In het begin merkte ik dat er iets was. Hij keek me niet aan. Ik zocht hem...'

Maar ook de mensen zelf voelen het anders zijn zonder daar de vinger op te kunnen leggen.

Maarten is een volwassen man van in de veertig met een gezin met drie kinderen. Een eerdere relatie waaruit twee kinderen zijn geboren, is vastgelopen. Hij heeft een eigen bedrijf en is redelijk succesvol.
Hij heeft zich altijd anders gevoeld en loopt in zijn huwelijk hard tegen zijn beperkingen op. Niet zozeer vanuit zichzelf, want hij is zich slechts van zijn beperkingen bewust door de ander. Zijn vrouw heeft echter enorm moeite met het feit dat Maarten zo moeilijk de gevoelens van anderen aanvoelt. Maarten beseft dat hij soms van communicatie buitengesloten is. Vaak maakt hij in een gesprek met een aantal mensen mee, dat zij elkaar onderling begrijpen en een blik naar elkaar werpen waarin alles onderling duidelijk lijkt te zijn. Hij ziet dat gebeuren, zonder dat het voor hem duidelijk is waarom. 'Dat is het moment dat ik me in een zwart gat voel vallen. De anderen begrijpen elkaar en ik val erbuiten.'

Een bijzonder lastig punt bij de diagnostiek van ASS is dat het plaatsvindt op grond van gedragssymptomen. Er bestaan nog geen biologische markers. Dit betekent dat kinderen een volslagen autistisch gedrag kunnen vertonen, terwijl er de eerste jaren niets aan de hand was. De ommekeer is vaak bij tweeënhalf jaar. Er is dan sprake van een Quasi Autistisch Patroon (QAP). Wél het gedrag, niet de aanleg van autisme. Dit fenomeen is nog volop in onderzoek.

Aandachtspunten bij hoofdstuk 1
– **Autism Spectrum Disorders (ASD), Autisme Spectrum Stoornissen (ASS) en autisme zijn de termen waarmee autistische stoornissen benoemd worden. Vanaf de DSM-V, die vermoedelijk in**

2012/2013 verschijnt, zullen er waarschijnlijk geen andere termen gehanteerd worden; geen syndroom van Asperger meer, geen PDD-NOS/NAO, geen atypisch autisme.

- Kernproblemen bij autisme zijn de vertraging in denken en handelen en de moeite met sociale interactie.
- Er bestaat niet iets als dé autistische mens of hét autistische gedrag.
- Autisme is vanaf de vroegste jeugd aanwezig en ontwikkelt zich gedurende de levensloop.
- Alleen met grondige kennis van en deskundigheid op het gebied van autisme kan de diagnose gesteld worden.
- Een foute diagnose betekent verkeerde hulp en dat is schadelijk voor de betrokkene en zijn of haar omgeving.
- Een diagnostisch onderzoek bestaat bij kinderen uit informatie van de ouders en eventueel de school over de ontwikkeling en het functioneren van het kind en onderzoek en observatie van het kind zelf. Bij volwassenen bestaat het onderzoek uit een anamnese, een psychodiagnostisch onderzoek en een psychiatrisch onderzoek.
- Autisme komt vaker voor bij mannen en autistische trekken zijn bij mannen normaal. Hierdoor kunnen vrouwen denken dat hun mannelijke partner autisme heeft, terwijl er eerder sprake is van het verschillend zijn van partners zonder dat hier direct sprake is van een stoornis. Als de diagnostiek plaatsvindt als gevolg van relatieproblemen, bemoeilijkt dat het onderzoek.

Wat is de oorzaak van autisme?

De oorzaak van autisme is niet zo voor de hand liggend. Uit onderzoek blijkt inmiddels dat er een genetisch patroon onder autisme ligt (chromosomen 4, 7, 10, 16, 19, 22 en het X-chromosoom, waarbij chromosoom 7 het meest kenmerkend is). Het beeld is zo omvattend dat een simpele verklaring niet mogelijk is. Autisme heeft invloed op alle terreinen van het menselijk functioneren en de oorzaak of verklaring moet dan ook gezocht worden in een omvattende theorie.

Indertijd is autisme beschreven in twee basisartikelen, dat van Leo Kanner en dat van Hans Asperger. Het duurde zo'n dertig jaar voordat dit laatste artikel doordrong tot een groter publiek, omdat het niet in het Engels geschreven was. Hans Asperger stelde al in 1944 dat autisme gepaard leek te gaan met extreem mannelijke hersenen. Autisme kent een korte, maar krachtige onderzoekstraditie. Tot voor kort bestonden er drie belangrijke theorieën op het gebied van autisme. Ze blijken ieder een deel van het probleem te verklaren, maar niet het gehele beeld. Ook bleek dat er niet een speciaal gebied van de hersenen anders functioneert, maar dat bij autisme verschillende delen van de hersenen er anders uitzien. De ontwikkeling van witte en grijze stof verloopt anders, deze laatste neemt bij adolescenten toe in plaats van af. Bovendien blijkt er in de hersenen een algeheel patroon van anders functioneren te bestaan.
In eerste instantie zijn er drie belangrijke theorieën ontwikkeld. De drie theorieën vormen puzzelstukjes ten opzichte van het geheel: de theory of mind (TOM) (Premack & Woodruff), de theorie van de centrale coherentie (CC) (Frith) en de theorie van de Planning and Executive Functions (EF) (Pennington & Ozonoff). Later ontstonden de omvattende theorieën van het ESB-brein (Baron-Cohen) en die van het socioschema (Delfos).

De theory of mind, de TOM

Ieder mens ontwikkelt een theory of mind (TOM). Dit is een theorie over het eigen denken en voelen (*Wat voel ik en hoe komt dat?*) en dat van anderen; over hoe anderen zijn en wat hun bedoelingen zijn (*Wat denkt de ander en hoe komt dat?*). Dit wordt ook wel mentaliseren genoemd. Op grond hiervan kan het eigen gedrag en dat van een ander begrepen en voorspeld worden. De TOM is het gereedschap waarmee sociale interactie geïnterpreteerd en gestuurd kan worden.

Een theory of mind ontwikkelt zich op basis van empathie, in de zin van het zich verplaatsen in een ander. Empathie is je kunnen voorstellen dat de ander eigen gevoelens en gedachten heeft, die niet hetzelfde zijn als de jouwe. Juist daaraan ontbreekt het mensen met autisme, omdat hun theory of mind gebrekkig is.

Voor communicatie is een ontwikkelde TOM noodzakelijk. De TOM is ook nodig om zich een voorstelling te kunnen maken van de symbolische functie van taal, omdat een woord naar een begrip verwijst, zelfs naar iets wat je niet kunt zien of tastbaar kunt voelen, bijvoorbeeld liefde, vriendschap of agressie. De TOM heeft ook betrekking op de ontwikkeling van fantasie. Bij fantasie gaat het vooral om het gebrek aan of ontbreken van het 'doen-alsof'-spel. Hier gaat het erom dat het kind zich voorstelt dat een voorwerp of gedrag verwijst naar iets geheel anders, bijvoorbeeld een doos die als boot gebruikt wordt. In de psychologische verklaring voor ASS is de TOM een belangrijk puzzelstukje. Het kan verklaren waarom mensen met autisme zoveel moeite hebben om gedrag van anderen te begrijpen en te voorspellen.

Met behulp van de TOM, mentaliseren, kan men zich een voorstelling maken van hoe een gebeurtenis zich af zou kunnen spelen of heeft afgespeeld. In de Sally en Anne-test (zie figuur 2.1) zien we de werking van dit proces. Een empathische mentalisering, een juiste verplaatsing in het denken en voelen van de ander, maakt dat men zich correct voorstelt waar Sally de knikker gaat zoeken.

Mentaliseren houdt dus in dat iemand het doen en laten van zichzelf en anderen waarneemt en begrijpt in termen van gevoelens, overtuigingen, bedoelingen en verlangens. Mentaliserend vermogen speelt een sleutelrol in de affect- en impulsregulatie, het zelfbesef, sociaal besef en moreel besef.

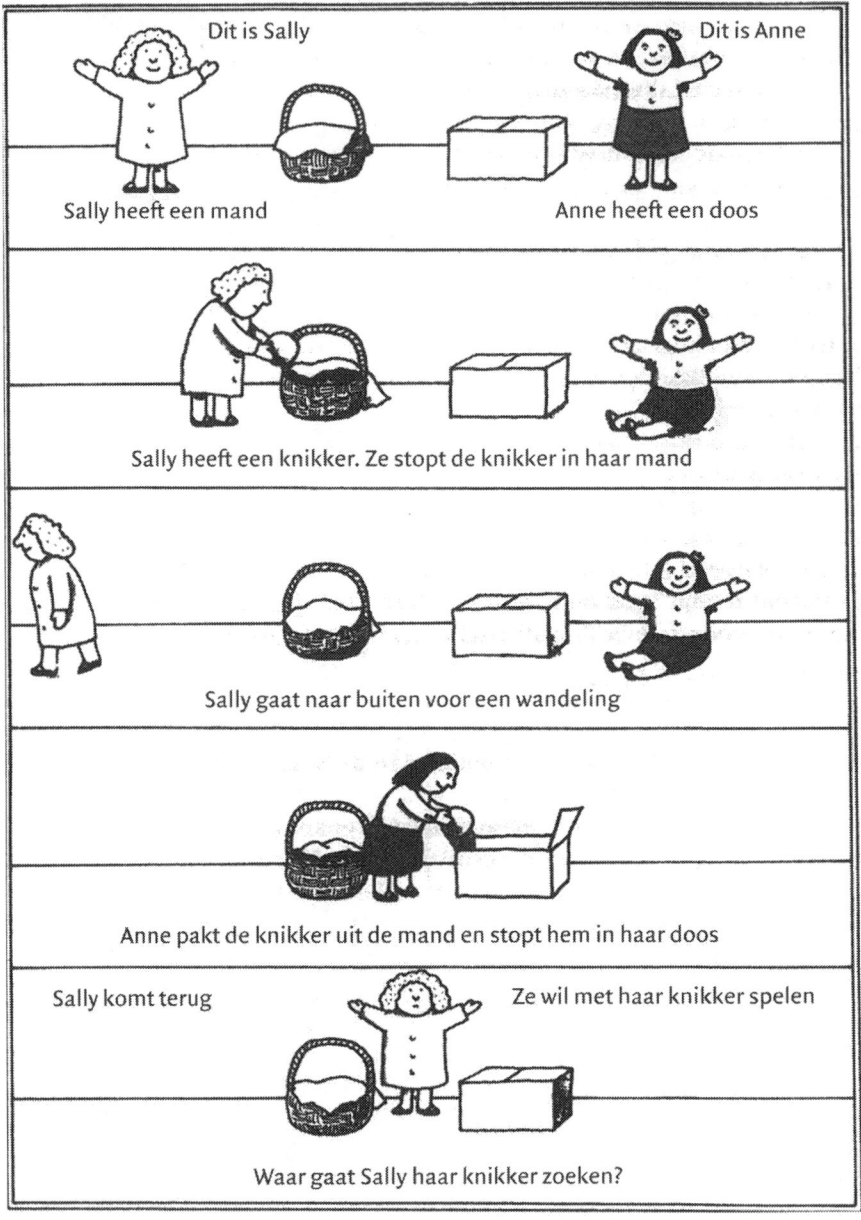

Figuur 2.1 Sally en Anne-test

Sally en Anne-test

Een van de eerste tests om de TOM te onderzoeken is de Sally en Anne-test (zie figuur 2.1), ontwikkeld door Uta Frith. Het gaat om twee kinderen. Sally heeft een mand en Anne een doos. Sally doet een knikker in haar mand en gaat weg. Terwijl Sally weg is, haalt Anne de knikker uit de mand en stopt hem in de doos. De vraag is nu: waar gaat Sally de knikker zoeken als ze terugkomt? Om deze vraag goed te beantwoorden, moet men zich in Sally verplaatsen. Deze weet niet dat de knikker tijdens haar afwezigheid weggehaald is en het juiste antwoord moet dan ook zijn dat Sally de knikker in haar mand gaat zoeken.

Kinderen met autisme zeggen in het algemeen dat Sally de knikker in de doos gaat zoeken, want daar ligt hij tenslotte. Het betekent dat ze geen perspectiefwisseling (verandering van gezichtspunt) doen. Dat wil zeggen dat ze hun gezichtspunt niet veranderen vanuit henzelf naar de ander om vanuit een ander te denken en te voelen, Sally in dit geval. Toch geeft nog twintig procent van de kinderen met autisme het goede antwoord. De meeste kinderen geven echter pas het juiste antwoord wanneer ze ouder zijn en meer levenservaring hebben. Kinderen zonder ASS hebben in het algemeen geen moeite om deze vraag juist te beantwoorden.

Als gevolg van hun onderontwikkelde TOM is de sociale wereld voor iemand met ASS vol van mensen die allerlei gedrag vertonen dat onbegrijpelijk is. Om gedrag te kunnen begrijpen, heeft iemand twee mogelijkheden: ten eerste het gedrag zelf uit eigen ervaring kennen en ten tweede het gedrag uit kunnen denken. Het aanvoelen van gedrag zoals de gemiddelde mens dat kan, is bij mensen met ASS niet gebruikelijk; alleen als het gaat om negatieve signalen gaat het beter, die worden gemakkelijker opgevangen. Dit gegeven betekent dat iemand met autisme een veel beperkter referentiekader heeft om gedrag van een ander te begrijpen en dat het veel meer tijd en energie kost om een ander te begrijpen.

Het kunnen inschatten van sociale interactie hangt rechtstreeks samen met de mate waarin men zich kan verplaatsen in een ander, en zich empathisch kan gedragen. Mensen met ASS hebben de grootste moeite zich voor te stellen wat er in een ander omgaat. Ze kunnen zich nauwelijks een andere wijze van denken, voelen en ervaren voorstellen dan die zij zelf kennen of hebben meegemaakt. 'Je moet in Afrika zijn geweest om te weten wat het is', gaat bij uitstek voor hen op.

Centrale coherentie (CC)

Mensen met autisme hebben dikwijls een verbijsterend oog voor detail. Ze zien details waar de meeste mensen aan voorbijgaan. Vanuit de theorie van de centrale coherentie (CC) wordt dit uitgelegd als een beperkt vermogen om deze details tot één betekenisvol geheel te maken. Zo hebben mensen met autisme vaak moeite om hun ervaringen te selecteren en deze tot een samenhangend verhaal te maken. Ze vertellen uitgebreid alle ervaringen, met alle details, omdat ze niet goed weten wat belangrijk is en wat niet. Ze kunnen de ervaringen en details niet gemakkelijk tot een geheel maken en dat aan hun luisteraar overbrengen.

> Marcel, begin twintig, kan nauwelijks een lijn zien in zijn leven. Hij mist alle tijdsbesef. Hij vertelt dingen uit zijn verleden alsof ze net gebeurd zijn en zo voelt dat ook voor hem. Hij kan gebeurtenissen die hij zich herinnert niet in de tijd plaatsen. Ook weet hij ze niet in verband te brengen met het heden. Zijn herinnering is niet geordend op 'tijd' in zijn hersenen. Zo is iedere nieuwe situatie geheel nieuw voor hem.
>
> Een hulpverlener die Marcels ervaringen benoemt en bij nieuwe gebeurtenissen betrekt, wordt vol verbazing door Marcel aangehoord. Hij herinnert zich deze ervaringen niet als zijn eigen ervaringen. Hij kan daarom nauwelijks lessen leren uit zijn leven, hij kan niet op zijn ervaringen leunen, omdat al deze 'details' niet samenhangend in woorden opgeborgen zijn.

De theorie van de centrale coherentie gaat ervan uit dat er een disfunctioneren bestaat op het niveau van de hersenen in het vormen van een samenhangend beeld op basis van verschillende details. De moeite met gezichtsherkenning zou daar een onderdeel van zijn, namelijk de moeite om verschillende aspecten van een emotie (gezichtsuitdrukking, beweging, stem) met elkaar te verbinden. Er wordt in dit kader ook wel gesproken van 'contextblindheid'. Het is echter geen blindheid als wel een gebrek aan kennis en een vertraging in de totstandkoming van de noodzakelijke verbindingen, zoals verderop duidelijker zal worden.

De theorie van de centrale coherentie benadert het probleem van de sociale interactie als een onvermogen om de verschillende details van de sociale interactie om te zetten in een samenhangend sociaal plaatje waardoor sociaal gedrag aangestuurd kan worden.
Een van de problemen van de CC-theorie is echter dat bleek dat deze integratie vooral op het gebied van sociale prikkels problematisch is. Voorwerpen worden bijvoorbeeld beter herkend dan mensen. Dit betekent dat de problematiek zich minder op het gebied van de informatieverwerking in het algemeen afspeelt, maar juist op het gebied van sociale interactie.

Het samenvoegen van details tot een betekenisvol geheel vraagt tijd. De details, de fragmenten worden op het niveau van de hersenen samengevoegd tot een coherent geheel. Wanneer het vormen van centrale coherentie vertraagd is, zal het meer tijd kosten om dit uit te voeren. Dit betekent dat de informatieverwerking in de hersenen bij mensen met autisme anders verloopt.
– De gerichtheid op mensen kan bij mensen met ASS minder sterk zijn dan bij mensen zonder ASS. Hierdoor zullen 'mens-onderwerpen' minder snel verwerkt worden dan 'voorwerp-onderwerpen'.
– De mate waarin verschillende onderwerpen tegelijk en in samenhang verwerkt kunnen worden, wat we in computertermen *multitasking* noemen, is beperkt bij mensen met ASS. Mensen met autisme zijn sterker in het zich op één onderwerp concentreren en kunnen moeilijker meerdere onderwerpen tegelijk verwerken.
– De behoefte bij mensen met autisme om informatie nauwkeurig en zonder fouten te verwerken is vaak erg sterk. Dit vraagt meer tijd: kwaliteit ten koste van kwantiteit.

Inmiddels heeft Uta Frith de theorie van de centrale coherentie enigszins uitgebreid en legt ze de nadruk op de traagheid van verbindingen in de hersenen en het gebrek aan besef van het zelf.

Planning en Executieve Functies (EF)

Mensen met autisme hebben vaak weerstand tegen verandering en hebben moeite hun gedrag te reguleren. Hun repetitieve gedrag kan sterk obsessief, dwangmatig zijn. Zowel de planning als het controleren van gedrag kan problemen veroorzaken. Het gaat daarbij om het reguleren van gedrag. De verklaringskracht van de theorie van de Planning en Executieve Functies ligt vooral op het gebied van de organisatie van gedrag bij autisme. Het gaat bij EF om centrale regulatieprocessen, processen op het niveau van de hersenen.

De executieve functies zijn de functies die nodig zijn om een set van samenhangende probleemoplossende activiteiten voor een doel vast te houden. Het gaat om het kunnen overzien wat je wanneer, op welke manier of in welke hoeveelheid nodig hebt om een taak te kunnen uitvoeren. Dit geheel omvat één of meer van de volgende elementen:

1 de intentie een reactie te remmen of uit te stellen tot een meer geschikt tijdstip (bijvoorbeeld aan je huiswerk gaan omdat je morgen een tentamen hebt, in plaats van een computerspel te gaan doen waar je op dat moment zin in hebt);
2 een strategisch plan van een reeks acties (bijvoorbeeld zorgen dat je de spullen in huis hebt om een werkstuk te kunnen maken en kunnen inschatten hoeveel tijd je daarvoor nodig hebt);
3 een mentale voorstelling van een taak maken, inclusief het opslaan in het geheugen van de relevante feiten en de gewenste doeltoestand in de toekomst (bijvoorbeeld kunnen bedenken wat er in een werkstuk komt te staan en dat gegeven in je hoofd houden terwijl je eraan werkt).

Typische EF's zijn: het kunnen wisselen van een set van probleemoplossende activiteiten; een set kunnen vasthouden; geen controleverlies bij verstoringen oplopen; het kunnen remmen van gedrag; de capaciteit tot integratie van elementen over tijd en ruimte; planning; werkgeheugen.

Het probleem is dat autisme voor een tempoprobleem zorgt zodat de EF's, net als de CC, daarom bemoeilijkt worden. Mensen met ASS kunnen veel complexe gedragingen waar EF's en CC een rol bij spelen wel uitvoeren, maar pas wanneer zij dit in hun eigen tempo kunnen doen. Het gaat niet om een onvermogen maar eerder om het tempo waarin het uitgevoerd kan worden.

> Een aardig voorbeeld van het verwaarlozen van het tempoprobleem vormt een onderzoek van Didden en collega's. Zij onderzochten de effectiviteit van een training bij jongeren met HFA/Asperger. De bedoeling was om de jongeren te stimuleren meer vragen aan hun begeleiders te stellen.
> Het onderzoeksdesign hield onder andere in dat de jongeren vijf seconden de kans kregen een vraag te stellen voordat er 'Stop' klonk. Het stellen van vragen nam toe. De vraag is alleen of dit aan de training te danken is of aan de stilte van vijf seconden, waardoor de jongeren de tijd kregen om hun vraag te stellen.
> De groepsleiding bleek het als een eyeopener te ervaren om de jongeren eerst vijf seconden de kans te geven iets te zeggen en realiseerden zich dat ze veel te snel insprongen en alweer verder wilden terwijl de jongere nog moest nadenken.

De theorie van de EF is een algemene psychologische functietheorie die al een zeer lange traditie kent. Wat betreft het begrijpen van afwijkend gedrag is deze theorie vooral vruchtbaar geweest voor het begrijpen van ADHD (attention deficit hyperactivity disorder), specifiek op het gebied van het onvermogen gedrag te kunnen remmen. Het is daarom zo vruchtbaar omdat het een verklaring biedt voor een kerngedrag bij ADHD, namelijk de vermenging van hyperactief en impulsief gedrag en het onvermogen tot concentratie dat ermee samenhangt. Voor autisme biedt het minder kernachtige verklaringen.

Het ESB-brein

Omdat de bestaande theorieën tekortschoten, werd de tijd rijp voor meer omvattende theorieën. Deze gaan dan ook niet zozeer uit van een gebrek, een afwijking, maar van een anders functioneren van de hersenen. Het gaat dan basaal om een variant van het menselijk zijn: de theorie van het ESB-brein (Baron-Cohen) en de theorie van het socioschema (Delfos). Ook het onderzoek naar het functioneren van de hersenen toonde aan dat er bij autisme geen sprake is van een specifiek anders functioneren, maar van een algemeen anders functioneren.

Op basis van het bestaande onderzoek naar vrouwelijke en mannelijke hersenen, werd het idee opgevat van hersenen die meer vrouwelijk of meer mannelijk zouden functioneren. Het vrouwelijk-empathische (sociale gevoeligheid, gevoeligheid voor communicatie, zich andermans gedachten en gevoelens kunnen voorstellen) staat dan tegenover het mannelijk-systematiserende (eilanden van begaafdheid, obsessies met systemen, repetitief gedrag).

De theorie van het ESB-brein (Baron-Cohen) gaat uit van een empathische hersenstructuur (E-type) of een systematiserende hersenstructuur (S-type). Ook kunnen hersenen meer in balans zijn, dit wordt een brein in balans (B-type) genoemd. Vrouwen zouden vaker een E-brein hebben en mannen een S-brein. Bij autisme zou sprake zijn van een S-brein, een systematiserende hersenstructuur.

Autisme wordt in deze theorie opgebouwd vanuit een aantal kenmerken dat wordt samengevoegd tot een logisch geheel. Een aantal aspecten van autisme wordt hierdoor duidelijk, maar een systematiek die het geheel omvat, ontbreekt nog bij de theorie van het ESB-brein.

Het socioschema

De tweede omvattende theorie is die van het socioschema (Delfos), dat werd ontwikkeld vanuit de manier waarop de hersenen vanaf de conceptie ontwikkelen (de Geschwind-hypothese over de invloed van testosteron op de ontwikkeling van de foetus in de baarmoeder in drie factoren, aangevuld met een vierde factor met betrekking tot de vertraagde werking van het autonome zenuwstelsel). Ook bij deze theorie is er aandacht voor de sekseverschillen in het functioneren van de hersenen. Mannen en vrouwen zijn verschillend, maar in deze theorie is er ook aandacht voor de opvallende overeenkomsten tussen mannen en vrouwen. De verschillen tussen mannen en vrouwen worden verklaard vanuit een verschillende organisatie van de hersenen in plaats van verschillen in de morfologie die ook nauwelijks aanwijsbaar zijn. Dit verschil in organisatie leidt tot verschillen in voorkeursgedrag. De autistische hersenen, of dit nu een mannelijk of vrouwelijk mens met autisme is, zijn meer mannelijk van aard. Dat wil zeggen: een sterker ontwikkelde rechter hersenhelft ten opzichte van de linker. In gedrag betekent dat meer abstractie en creativiteit ten opzichte van meer talig gericht zijn, meer analyse en meer bewust zijn van gedachten en gevoelens.

In feite gaat het bij autisme om een vertraagde ontwikkeling van bepaalde aspecten, met name sociale interactie; andere aspecten kunnen veel verder ontwikkeld zijn. Het centrale begrip van dit model is het *socioschema*. De vorming van het 'ik' ten opzichte van de 'ander' doet een schema ontstaan waarmee het 'ik' in de wereld wordt geplaatst. Dit is in fysieke zin, via de grenzen van het eigen lichaam, vanuit een biologisch zelf, maar ook in psychologische zin door middel van de ik-anderdifferentiatie. Bij autisme is sprake van een niet-automatisch ontwikkelde gerichtheid op anderen. Niet gericht zijn op de wereld, betekent ook niet gericht zijn op de tijd die in de wereld verstrijkt en de gevolgen daarvan, bijvoorbeeld dat je iets moet afronden (zoals spelen) en iets anders moet gaan doen (bijvoorbeeld eten of huiswerk maken). Bij mensen met autisme is er een structureel gebrek aan tijdsbesef, waardoor een inschatting van tijd foutief verloopt. Er ontwikkelt zich niet gemakkelijk een overzicht over een taak, daardoor ontbreekt het gevoel dat iets klaar is. Mensen met autisme leveren daarom vaak op de deadline iets in, gefrustreerd door het gevoel dat ze toch nog niet weten of het goed genoeg is. Ook na hard werken wordt iets op de deadline ingeleverd, omdat ze niet in kunnen schatten of het product af is. Bij tentamens kampen mensen met ASS vaak én met weerstand én met het inschattingsprobleem hoeveel tijd iets zal kosten.

Eduard studeert aan de universiteit. Hij heeft een hoge intelligentie en kan het niveau gemakkelijk aan. Het probleem is echter dat hij zich er niet toe kan zetten om te gaan studeren. Hij denkt altijd dat hij nog wel tijd genoeg heeft om te doen wat hij moet doen en gaat dan liever op het moment zelf iets anders doen. Op het tentamen aangekomen, blijkt altijd dat hij veel te weinig heeft gedaan, waardoor hij het tentamen niet haalt. Hoe normaal dit ook klinkt, bij hem is het structureel een inschattingsprobleem.

Het socioschema kan gezien worden als een omvattend 'ik geplaatst in de wereld'. Een mens vormt een schema, een besef, van wie men is, hoe men in de wereld staat en hoe men in relatie tot de mensen om zich heen staat. Het socioschema behelst de bewuste en onbewuste kennis van zichzelf en hoe men in de wereld staat, en hoe men in relatie tot anderen staat: wie ben ik en hoe verhoud ik mij tot de ander in de wereld? Bij het socioschema gaat het niet alleen om kennis, maar ook en vooral om het bewust zijn van die kennis. Het socioschema wordt opgehangen aan de naam en de identiteit van een mens.

> De werking van het socioschema zien we wanneer iemand buiten bewustzijn is geraakt. Als iemand buiten bewustzijn is geraakt en hij komt bij, dan moet het socioschema als het ware opnieuw 'vollopen'. Een arts vraagt dan ook als eerste of de persoon weet hoe hij heet, als tweede vraag komt dan: 'weet je waar je bent?' (besef van ruimte) of: 'welke dag is het vandaag?' (besef van tijd).

Het socioschema moet de hele tijd bijgewerkt worden, met de gebeurtenissen van de dag. Dit loopt van meten of je nog populair bent tot en met voelen dat je arm eraan zit. De meeste dingen onbewust, sommige onderwerpen bewust. Het socioschema is bij mensen met autisme trager en beperkt ontwikkeld en loopt steeds langzaam vol. Aan de hand van het socioschema kan iemand zichzelf en een situatie inschatten.

Volgens de theorie van het socioschema ontwikkelt het besef van 'ik', van het 'zelf', zich minder goed bij mensen met autisme. Het gevolg is dat ook het besef van 'de ander' belemmerd wordt en de 'ik-anderdifferentiatie' zich minder goed en minder snel ontwikkelt. Het gevolg is een beperkter gerichtheid op de ander. De theorie van het socioschema over autisme heeft de beperkte gerichtheid en een niet-geautomatiseerde gerichtheid op mensen als kern en een gebrekkige ik-anderdifferentiatie daarom als speerpunt.
De ik-anderdifferentiatie is een proces dat een leven lang doorgaat, vanaf het onbewust kennen van het 'ik' naar een besef van 'ik' versus 'niet-ik' en 'voorwerp' versus 'mens'. Deze differentiatie ontwikkelt

zich vooral in de eerste jaren. Vanuit het zelf (dat een geheel is van biologische, psychologische en neurale elementen) wordt de ik-anderdifferentiatie gevormd en in het verlengde daarvan het zelfbeeld. De ik-anderdifferentiatie is een ontwikkelingstaak met verschillende onderdelen (zie overzicht 1).

Overzicht 1: Ontwikkelingstaken in de ik-anderdifferentiatie
Ontwikkelingstaken in de ik-anderdifferentiatie:
- ik versus niet-ik;
- niet-ik: voorwerp versus mens;
- gehechtheid;
- vertrouwd versus vreemd;
- vertrouwd: gehechtheidssysteem ontwikkelen;
- vreemd: goed versus fout;
- sociale omgang: bouwen aan een theory of mind.

Het beperkter functionerende socioschema betekent dat mensen met autisme meer tijd nodig hebben om zichzelf te plaatsen in de wereld en ten opzichte van de ander. In de casus van Marcel, die geen ervaringen in de tijd plaatst, zien we dat zijn besef van tijd gebrekkig is ontwikkeld. Een aardig voorbeeld van een vertraagd socioschema is het verschil in slaapstoornissen bij kinderen die een problematiek als autisme hebben. Het blijkt dat de kinderen onderling niet veel verschillen in slaapstoornissen, wel is er een opvallend verschil tussen kinderen met en zonder autisme in slaapgedrag. Bij kinderen met autisme is het opvallend dat zij 's ochtends bij het wakker worden langer nodig hebben om te weten waar ze zijn. In termen van het socioschema: ze hebben langer tijd nodig voordat het socioschema 'volloopt' met de informatie over henzelf geplaatst in de wereld, voordat hun bewustzijn compleet is. Dit zorgt er ook voor dat ze veel vragen stellen over wat er gaat gebeuren, omdat dit niet vanzelf in het socioschema 'ingelopen' is.

Het trager vollopen van het socioschema is waarschijnlijk ook wat gebeurt na een hersenschudding. Het socioschema behelst de bewuste informatie van het 'ik' geplaatst in de wereld en wanneer men buiten bewustzijn is geraakt, wordt dit socioschema min of meer uitgeschakeld.

Edgar, een oudere man met autisme, valt achterover en is buiten bewustzijn. Hij wordt naar het ziekenhuis vervoerd met een ambulance en zijn vrouw gaat mee. Daar aangekomen duurt het zeer lang voordat Edgar bij bewustzijn lijkt te komen. Na een paar uur weet hij zijn naam en kijkt vriendelijk om zich heen, maar heeft geen enkel besef van wat er om hem heen gebeurt. Op een gegeven moment denken de artsen eerder aan een hersenbeschadiging dan aan een hersenschudding. Het duurt bijna een etmaal voordat hij weer volledig bij bewustzijn is.

Kennis over sociale interactie is een belangrijk onderdeel van het socioschema. Deze kennis wordt met name in de eerste jaren uitvoerig opgebouwd. De eerste drie jaren van hun leven krijgen kinderen in feite socialevaardigheidstraining van hun ouders op 24 uursbasis. Ouders en verzorgers leggen de wereld aan kinderen uit en leggen de kinderen zelf aan henzelf uit. Zo wordt de eerste jaren hard aan een theory of mind, TOM, gebouwd. Kinderen met autisme zijn vanwege hun meer mannelijke hersenen ten eerste meer bezig met het rijpen van het centrale zenuwstelsel, waardoor ze vaak doorslaapproblemen, voedselverwerkingsproblemen en andere rijpingsactiviteiten hebben. Daarnaast zijn ze meer gericht op voorwerpen dan op mensen, iets wat gemiddeld bij jongensbaby's het geval is vanaf de eerste dag na hun geboorte, zoals het onderzoek van Connellan en haar groep aantoonde. Dat betekent dat ze minder aandacht hebben voor de informatie die hun ouders hen geven. Ouders houden daardoor op met het praten met hun kind dat niet geïnteresseerd lijkt. Hierdoor ontstaan grote gaten in kennis. Als kinderen met autisme daar later aan toe zijn, wordt het hen vaak niet meer uitgelegd. Op deze wijze ontstaat het spectrum aan mentale leeftijden binnen een persoon (MASiP) dat zo kenmerkend is voor mensen met autisme.

Een voorbeeld van MASiP van een jongeman van 17 jaar. Hij heeft autisme/ASS. Volgens de DSM-IV zou de diagnose zijn: het syndroom van Asperger; volgens de DSM-V wordt het vermoedelijk: mild ASS.
Leeftijd qua hechting: 9 maanden

Leeftijd qua spelen: 3 jaar
Leeftijd qua Engels: 9 jaar
Leeftijd qua natuurkunde: 35 jaar
Leeftijd qua kennis van treinen: een getrainde, ervaren
professional.

Dit is wat het omgaan met en behandelen van mensen met autisme
zo moeilijk maakt. Hoe vind je de juiste mentale leeftijd met betrekking tot een onderwerp en hoe stimuleer je de ontwikkeling dan,
uitgaande van die specifieke mentale leeftijd bij dat onderwerp alleen?

Mensen met autisme hebben de reputatie alles letterlijk te nemen.
Toch moet dit genuanceerder bekeken worden. Men neemt namelijk
letterlijk wat men niet begrijpt. Het hoort bij het opgroeien dat men
steeds meer begrijpt. Vervolgens begrijpt men steeds meer en tijdens
de basisschoolperiode ontstaat inzicht in het principe letterlijk/fi-
guurlijk. Vanaf dat moment slaan kinderen je de hele tijd om de oren
met grapjes waarin ze dit principe oefenen. Kinderen met autisme
zijn in deze periode met andere dingen bezig (bijvoorbeeld kennis
verzamelen over dinosaurussen) en missen hierdoor het moment van
oefenen. Als kinderen de uitleg behorende bij bepaalde leeftijden en
bepaalde onderwerpen niet krijgen of er niet voor openstaan om het
op te nemen, ontstaan er gaten in kennis. De gaten in kennis kunnen
duidelijk worden bij onderwerpen die letterlijk worden genomen.
Het geven van diepte-uitleg helpt hen, ook als ze al volwassen zijn,
de ontwikkeling voort te zetten.

Ernst van negen jaar heeft autisme. Het is een aardig en intelligent jongetje. De juf vertelt dat ze geen spreekwoorden gebruikt, want dat nemen ze letterlijk, zo zegt ze. Op een dag zei
ze zonder nadenken: 'Dat boek heeft pootjes gekregen en is het
raam uitgelopen.' Ernst komt na de les naar de juf en zegt:
'Maar juf, boeken kunnen toch geen pootjes krijgen?' En de juf
legt uit dat ze het niet letterlijk had bedoeld, maar figuurlijk.
Drie maanden later gebruikt ze per ongeluk weer een spreek-
woord, en kijkt verschrikt midden in het gezicht van Ernst. Hij

reageert geruststellend: 'Maar juf , u hebt me toch verteld dat ik niet alles wat u zegt letterlijk moet nemen!' Ernst had de les figuurlijk-letterlijk gekregen en verwerkt. Met negen jaar verwachten we niet dat we dat nog moeten uitleggen, bij autisme vaak nog wel.

Normaliter leren kinderen in de tweede helft van de basisschool dat uitdrukkingen niet letterlijk genomen moeten worden. Als ze dat ontdekken, gaan ze met enorm veel plezier allerlei grapjes maken die met het spanningsveld letterlijk/figuurlijk te maken hebben. Door deze grapjes oefenen ze als het ware met het letterlijke en figuurlijke aspect van de taal. Vervolgens groeien ze daar weer overheen als ze het onderwerp letterlijk/figuurlijk onder de knie hebben(!).
Mensen met autisme missen deze periode omdat ze dan met heel andere onderwerpen bezig zijn, bijvoorbeeld met hechten of met ordenen, onderwerpen die normaliter in veel vroeger jaren aan de orde zijn. Ze missen dus ook de uitleg en het oefenen met letterlijk/figuurlijk. Hiermee missen ze het denkkader: 'Taal kan zowel letterlijk als figuurlijk gebruikt worden, het figuurlijke beeld is een manier om iets te laten zien. De woorden betekenen niet letterlijk wat ze zeggen.' Dit denkkader maakt het hen mogelijk om taal te zien als iets wat zowel letterlijk als figuurlijk bedoeld kan zijn. Het letterlijk nemen van taal komen we tegen in jongvolwassenen en volwassen mensen met autisme die een speciale 'droge' humor hebben, die te maken heeft met spelen met taal en dingen letterlijk of figuurlijk nemen.

Naast de mogelijkheid dat mensen met autisme letterlijk denken, bestaat ook het risico dat mensen zonder autisme de uitlatingen van mensen met autisme te letterlijk nemen, omdat ze hen niet begrijpen.

In het socioschema vinden alle elementen die voorkomen bij autisme een plaats; van interactie niet begrijpen en veel dingen letterlijk nemen, tot de vaak overweldigende angst.
Binnen de theorie van het socioschema wordt niet over 'contextblindheid' gesproken omdat het geen blindheid voor de context is, in de zin van een statische vorm van autistisch zien, maar een onvolle-

dig beeld dat met behulp van het ontwikkelen van de MASIP in meer leeftijdadequate kennis vollediger zal worden. Daarnaast ontstaat de schijn van het onvolledige beeld doordat het beeld als geheel vertraagd tot stand komt door de traagheid in de hersenen in het maken van verbindingen en netwerken. Meer tijd geven aan mensen met autisme geeft hen ook ruimte voor het vormen van een vollediger beeld, waardoor de context gevuld wordt. Er is dus geen sprake van contextblindheid maar eerder een traagheid van herkennen van de context.

Aandachtspunten bij hoofdstuk 2

- Onder autisme/ASS ligt een genetisch patroon.
- Om gedrag te kunnen begrijpen, heeft iemand met ASS twee mogelijkheden: ten eerste het gedrag zelf uit eigen ervaring kennen en ten tweede het gedrag uitdenken.
- Veel van de theorieën die ontwikkeld zijn, verklaren een deel van het probleem bij autisme.
- De theory of mind (TOM) is de theorie die ieder mens maakt over zijn eigen gedachten en gevoelens en die van anderen. Bij mensen met autisme zou de TOM minder ontwikkeld zijn. Het wordt ook wel mentaliseren genoemd. Mentaliseren houdt in dat iemand het doen en laten van zichzelf en anderen waarneemt en begrijpt in termen van gevoelens, overtuigingen, bedoelingen en verlangens. Op basis daarvan zijn mensen in staat het gedrag van anderen te kunnen begrijpen en gedeeltelijk te voorspellen.
- De theorie van de centrale coherentie (CC) gaat ervan uit dat er bij mensen met autisme een disfunctioneren bestaat op het niveau van de hersenen in het vormen van een samenhangend beeld op basis van verschillende details.
- De executieve functies (EF) zijn de functies die nodig zijn om een set van samenhangende probleemoplossende activiteiten voor een doel vast te houden.
- Mensen met autisme hebben dikwijls problemen met centrale coherentie en executieve functies. Het gaat hierbij meestal niet om een totaal onvermogen maar om een tempoprobleem.
- De ESB-theorie gaat ervan uit dat mannen en vrouwen verschillend zijn en dat autisme de meest extreme vorm van de mannelijke hersenen is. Bij autisme (en bij mannen) zou sprake zijn van een S-brein, een systematiserend brein. Vrouwen zouden vaker een E-brein, een empathisch brein, hebben.

- Het socioschema behelst de bewuste en onbewuste kennis van zichzelf en hoe men in de wereld en in relatie tot anderen staat. Het socioschema is bij mensen met autisme trager en beperkt ontwikkeld.
- De TOM, CC en EF verklaren slechts een deel van autisme. Ook hersentechnisch verwijzen zij naar een beperkt deel van de hersenen, terwijl het bij autisme om een algemeen anders functioneren van de hersenen gaat. De ESB en het socioschema zijn omvattende theorieën.

3   Wat betekent autisme voor iemand zelf?

Er bestaat niet één autistisch patroon, alle mensen met autisme zijn verschillend. Er zijn overeenkomstige problemen te noemen, maar ook die treffen niet alle mensen met autisme. Mensen zonder ASS hebben de neiging om alle autistische gedragingen op één hoop te gooien en bij ieder mens met autisme al die gedragingen te verwachten. Dat is onjuist. Het is belangrijk open te staan voor de eigen uitleg van iemand met autisme over zijn of haar gedrag. Communiceer met mensen met autisme en vraag hen naar de betekenis van hun gedrag en naar hun sterke en zwakke kanten. Vraag dieper door over hun onbegrijpelijke gedrag, want zij hebben redenen voor hun gedrag, voor hen is het niet onbegrijpelijk. Het zal alleen niet altijd gemakkelijk zijn voor hen om dat onder woorden te brengen. Geduld en oprechte belangstelling helpen om samen woorden te vinden en elkaar te begrijpen. Niemand bracht het zo mooi onder woorden als degene die Maarten genoemd wordt in het boek *Een vreemde wereld*. Hij was zich bewust van zijn onvermogen zichzelf te begrijpen en bracht dat als ruim veertigjarige feilloos onder woorden:

> 'Ze zeggen dat ik rationeel ben, dat ik mijn gevoelens moet uiten. Maar ze willen dat ik daar kijk waar ik blind ben.'

In dit hoofdstuk kan niet dé autistische mens geschilderd worden, maar alleen gedragingen die bij mensen met autisme voor kunnen komen.

Onbegrepen

Het zichzelf kennen en begrijpen kan zich alleen ontwikkelen op basis van een ik-anderdifferentiatie. Wanneer deze langzamer ontwikkelt, is het ook lastiger om een eigen identiteit te ontwikkelen. De uitspraak van Maarten hierboven drukt dit treffend uit: deze intelligente en zakelijk succesvolle man voelde zich blind waar het zelfkennis betrof. Moeite hebben met het verwoorden van gevoelens en zichzelf kennen, wil niet zeggen dat er een taalprobleem is. Soms is er zelfs sprake van een moeilijk te stuiten woordenvloed; het gaat echter niet alleen om de hoeveelheid woorden, maar juist om het bewustzijn en het verwoorden van gedachten en gevoelens. Dit laatste is noodzakelijk om een eigen identiteit te ontwikkelen en het is onontbeerlijk in sociale interactie.

In de identiteit van de mens met autisme is het idee vervat van 'anders' te zijn, 'afwijkend'. Kinderen kunnen dit al voelen voordat het voor de omgeving duidelijk is dat er wat aan de hand is. Dit kan een vaag gevoel van verdriet geven, dat hen achtervolgt in hun steeds falende poging aansluiting te vinden bij leeftijdgenoten. Als het autisme pas later ontdekt wordt, moet iemand met autisme – en ook de omgeving – een soort 'rouwproces' doormaken en moeten als het ware alle ervaringen in een nieuw daglicht geplaatst worden. De hoop op veranderbaarheid van gedrag neemt af en daarmee ontstaat ook een aantasting van de hoop op een betere toekomst. Acceptatie van wat niet kan, kan echter, zo blijkt ook, ruimte geven voor wat wel kan.
Mensen proberen uit zichzelf gedrag dat anderen afwijzen, te veranderen. Vaak niet openlijk, maar als het ware 'stilletjes'. Hierdoor ontdekken mensen al heel jong, als kind, dat bepaald gedrag niet zo veranderbaar is en dit beïnvloedt hun zelfbeeld. Dit is een van de redenen waarom in de identiteitsvorming al jong een besef groeit 'anders' te zijn als men autisme heeft, zonder er precies de vinger op te kunnen leggen. Omdat de maatschappij in het algemeen negatief reageert op 'anders' zijn – of het nu om iets positiefs of om iets negatiefs gaat – is het besef anders te zijn pijnlijk en zullen mensen het soms koortsachtig proberen te verbergen. De scherpe observator zal de ontkenning herkennen aan een licht paniekerige toon in de stem, die getuigt van de angst afgewezen te worden.

De kwaliteiten van mensen met autisme liggen niet op het sociaal interactieve vlak en de kwaliteiten die ze wel hebben, zoals eerlijkheid, trouw of oog voor detail, kunnen daardoor gemakkelijk ondergesneeuwd raken. Dit speelt bij die mensen met autisme in milde vorm, ook wel het syndroom van Asperger genoemd, die soms een meer dan gemiddelde intelligentie hebben. Hoogintelligente mensen worden soms als arrogant, als zichzelf boven anderen plaatsend, beschouwd door anderen. Dit geldt voor hoogintelligente mensen met autisme nog sterker, omdat ze moeite hebben om zich in een ander te verplaatsen en met hun eerlijkheid 'hard' of 'bot' over kunnen komen. Door mensen die gemiddeld of net bovengemiddeld intelligent zijn, wordt de hogere intelligentie van anderen beoordeeld als 'toevallig'. Het is moeilijk om als minder intelligent persoon zich een voorstelling te maken van een structureel intelligenter denken. Het gevolg is dat mensen met een meer dan gemiddelde intelligentie niet echt voor hun inzichten gewaardeerd worden. Wanneer het gaat om een mens met autisme met een hoge intelligentie, komt daar nog bij dat ze minder zicht hebben op hoe hun uitlatingen opgevat worden door anderen. Daarmee hoeft de mens met autisme niet neer te zien op anderen, maar de ander beticht hem daar soms wel van. Er ontstaat dan het probleem dat daar waar een intelligent mens waardering krijgt voor een nieuw inzicht, de intelligente mens met autisme afgewezen wordt, omdat die mening 'opschepperig' overkomt. Daartegenover staat dat mensen zonder autisme zich niet goed kunnen voorstellen dat hoogintelligente mensen met autisme – ondanks hun goede intelligentie – dingen niet aanvoelen, niet begrijpen. Op dat moment wordt hen verweten bewust de ander te benadelen. Deze aspecten vinden we terug in wat de 'narcistische persoonlijkheid' wordt genoemd, dat wil zeggen: mensen die sterk op zichzelf gericht zijn en zich verheven voelen boven een ander. Het is een psychoanalytische term die in de DSM-benadering beschreven wordt met subjectieve criteria en vooroordelen. Het is de vraag of de narcistische persoonlijkheid het besef van anderen heeft dat de DSM hem toedicht.

Eduard werd verwacht op een afspraak. Hij dacht dat hij naar hetzelfde adres moest als waar hij eerder was geweest, dus ging hij op pad zonder telefoonnummer en adresgegevens. Toen hij aankwam, bleek dat hij ergens anders moest zijn. Hij had geen gegevens bij zich en kwam tot de slotsom dat de enige manier waarop hij nog op de afspraak zou kunnen komen, was als de ander hem op dat moment zou bellen, om te vragen waar hij bleef. Dat gebeurde niet en Eduard keerde onverrichter zake terug naar huis.

Toen hij uitlegde waarom hij niet gekomen was, vroeg hij ook waarom de ander hem niet gebeld had. Dit werd opgevat als ongepaste kritiek en als niet de verantwoordelijkheid nemen voor zijn eigen gedrag.

Elkaar begrijpen en respecteren: contact

Mensen met en zonder autisme zijn dikwijls onbegrijpelijk voor elkaar. Ze nemen elkaar als gevolg daarvan vaak letterlijk. Het zijn dus niet alleen mensen met autisme die dingen letterlijk nemen, maar ook mensen zonder autisme die de mens met autisme niet begrijpen. Dit inzicht dat ze elkaar niet goed begrijpen, kan helpen om op te houden onmogelijke dingen van elkaar te verlangen. We stoppen dan met druk uit te oefenen waardoor mensen ongelukkig worden en uitbarstingen kunnen ontstaan.

De kunst in communiceren tussen mensen is contact te maken. Van contact wordt een mens rustig. Iemand met autisme net zo goed, ook al denken we soms dat hij of zij geen contact wil.

Contact maken kan alleen door open te staan, te respecteren en gelijkwaardig te zijn. Dat vinden we al erg moeilijk als er niets tastbaars in de weg lijkt te staan. Mannen en vrouwen vinden het bijvoorbeeld al erg moeilijk om elkaar te begrijpen en aan te sturen. Nog moeilijker wordt het als er wel iets aan de hand is en dit ertussen komt te staan, zoals bij autisme.

In dit verband is het kernbegrip over wat mensen met autisme nodig hebben: onthaasting. Het tempo waarin iedereen om hen heen iets van hen wil, put hen uit, maakt hen angstig en uiteindelijk wanhopig en moedeloos. Het gevolg is dat ze zich vastbijten in hun houvast en weerbarstiger worden dan ze zouden hoeven zijn. Soms uit hun angst zich in boosheid, zelfs in wanhopige explosies van boosheid. Omgaan met mensen met autisme in het gezin, opleiding en werk wordt beduidend eenvoudiger als men zich ervan bewust is dat ie-

mand met autisme niet willens en wetens ongewenst gedrag vertoont, maar dat hij of zij zelf gevangenzit in gedrag en angst. De
mens met autisme kan zich opgesloten in zichzelf voelen en onbegrepen, waardoor de gerichtheid op andere mensen nog moeizamer
ontwikkelt.

Gerichtheid op anderen

Als gevolg van een gebrek aan geautomatiseerde gerichtheid op anderen worden mensen met autisme wel eens beticht egoïstisch te
zijn. Egoïsme is echter de keuze voor zichzelf ten koste van de ander,
terwijl men zich hiervan bewust is. Dat is niet wat de mens met autisme beweegt. Het probleem is juist dat hij of zij zich onvoldoende
bewust is van wat er in een ander omgaat en daardoor geen rekening
kan houden met de gevoelens en behoeften van anderen. Het is niet
een egoïstisch, maar een egocentrisch perspectief.
Bij jonge kinderen met autisme zien we dat in de moeite die ze kunnen hebben met het gebruik van 'ik' en 'jij'.
Met de volwassenheid is deze vorm van perspectiefwisseling meestal
wel gevormd bij mensen met autisme, zodat we dan de vreemde ik/
jij-vormen niet meer horen. Daarmee zijn perspectiefwisselingen
echter nog niet gewoon geworden. Zonder meteen in taal uitgedrukt
te worden, zullen mensen met autisme vergissingen maken als het
gaat om zich in een ander te verplaatsen. Dit gebeurt met name wanneer de boodschap van de ander niet expliciet is. In het volgende
voorbeeld gebeurt dat, omdat de vraag alleen non-verbaal gesteld
wordt door de vrouw.

Het lukte Eelco toen hij tegen de dertig liep om een relatie aan
te gaan. Sylvia had geen autisme, maar zag het autisme van
Eelco gewoon als iets wat hij heeft, iedereen heeft wel wat, zei
ze nuchter. Na verloop van tijd wilde Sylvia graag een gesprek
met Eelco en de therapeut samen. Ze wilde bespreken hoe
Eelco met haar omging als ze het moeilijk had. Als er iets met
haar was en ze vertelde dat aan Eelco, dan was hij er altijd voor
haar, hij praatte dan met haar en steunde haar. Het kwam echter nooit uit hemzelf. Ze wist daarom niet of Eelco het meende.
Het kon toch niet zo zijn dat hij daar altijd maar toe bereid was?
Dit sloeg Eelco met verbazing. Als hij het niet zou willen dan

zou hij het toch niet doen! 'Maar je doet het nooit eens uit jezelf,' antwoordde Sylvia. 'Als jij het zegt dan doe ik het toch?
Als ik het niet weet, kan ik het niet doen,' gaf Eelco als antwoord. 'Maar ik zou zo graag willen dat je het uit jezelf deed. Ik
kan het ook niet altijd zeggen,' zei Sylvia wanhopig. Eelco begreep hier duidelijk niets van. De therapeut nam een concreet
voorbeeld om het uit te leggen. 'Als Sylvia in het water valt, en
je weet dat ze niet kan zwemmen, dan ga je haar redden. Dan
hoeft ze niet tijdens het verdrinken te zeggen: "Ik ben aan het
verdrinken, want ik kan niet zwemmen, dus red je me?" Dat is
waar Sylvia het over heeft. Soms is ze zo in paniek en voelt ze
zich zo rot dat ze het niet kan zeggen en dan wil ze dat jij het
ziet en er iets aan doet, zonder dat ze het hoeft te zeggen.' In
een razendsnelle analyse realiseerde Eelco zich dat hij dat niet
zou kunnen en vroeg bezorgd: 'Is dit structureel bedreigend
voor de relatie?' Deze intelligente jongeman begreep heel goed
dat dit aanvoelen niet binnen zijn bereik lag en hij wilde weten
of dit zou betekenen dat de relatie niet mogelijk was.

Het zich niet kunnen verplaatsen in anderen heeft ook tot gevolg dat
mensen met autisme moeite hebben met een ander mee te leven. Als
zij zelf de betreffende emotie niet kennen, hebben ze grote moeite
om zich een voorstelling te maken van wat een ander bezighoudt.
'Moet ik nu huilen?' vraagt een kind met autisme bijvoorbeeld op de
begrafenis van zijn moeder. Mensen met autisme hebben soms de
neiging de gevoelens van anderen te ontkennen, omdat deze hen zo
ongeloofwaardig voorkomen.

Het egocentrische perspectief neemt met het ouder worden af. De
wereld raakt steeds meer geordend. In deze ordening gaat de mens
met autisme hoofd- en bijzaken steeds beter leren onderscheiden. De
mens is vanzelfsprekend het hoofdonderwerp. Dit lijkt zo voor de
hand te liggen, maar toch is dit iets wat ontwikkeld moet worden.
Baby's hebben enige tijd nodig om dit te beseffen, kinderen met autisme kunnen hiervoor nog veel meer tijd nodig hebben.
De mens met autisme ervaart zich eerder 'los van anderen' dan 'in
relatie tot de ander'. Het socioschema wordt weinig bijgewerkt met
informatie over hoe het kind, en later de volwassene, in relatie tot

een ander staat, wat die ander van hem vindt, wat er verwacht wordt door anderen of hoe de ander in een bepaalde situatie zal doen. De ervaring in sociale interactie lijkt steeds achter te lopen op de ontwikkeling. Het aanvoelen lukt meestal niet, dus proberen mensen met autisme vanuit hun intelligentie de kennis te vormen.

> Maarten wordt gewaardeerd om zijn enorme schat aan kennis. Dit wordt als een van zijn sterke kanten gezien. Zelf weet hij heel goed dat deze sterke kant dient om het gebrek aan aanvoelen op te kunnen vangen.

Een uitzondering op het ontwikkelen van aanvoelen zijn negatieve gevoelens bij een ander opmerken. Mensen met autisme kunnen vaak verrassend scherp, nauwelijks merkbare tekenen van negatieve gevoelens bij anderen opmerken. Omdat ze negatieve signalen en gevaar zo scherp opmerken, is de buitenwereld voor mensen met autisme vaak bedreigend; de negatieve signalen komen duidelijker door dan de positieve. Kinderen met autisme voelen de stress bij hun moeder bijvoorbeeld haarfijn aan, maar weten vervolgens niet hoe ze daarmee om moeten gaan, omdat ze niet begrijpen wat er in haar omgaat.

Doordat mensen met autisme een gebrek hebben in het aanvoelen en het invoelend vermogen, worden zij soms ten onrechte als gevoelloos of gevoelsarm gezien.

Gevoelloos of gevangen?

Wie de angst van een mens met autisme en zijn of haar gevecht om psychisch het hoofd boven water te houden, de aanhankelijkheid die hij of zij tentoonspreidt, heeft meegemaakt, weet dat het niet een kwestie is van gevoelloosheid wanneer ze geen rekening met een ander houden. Het is dan ook duidelijk dat hij of zij niet tegen een ander gericht is. Het is een gemis aan mogelijkheden om zich voor te stellen wat er in een ander omgaat en een gepreoccupeerd, volledig in beslag genomen zijn door de eigen problematiek. Mensen met autisme voelen zich gevangen in een allesoverspoelende emotionele golf, zelfs zonder deze altijd als zodanig te kunnen herkennen, zoals het volgende voorbeeld van de tranen van Casper.

Casper had regelmatig last van zijn keel en tranende ogen. Dit gebeurde in situaties waarbij andere mensen in de buurt waren. Hij kon er niet achter komen wat de oorzaak van dit verschijnsel was. Hij was al naar de dokter geweest om te laten onderzoeken of er sprake was van een allergie, maar dat bleek het niet te zijn. Hij wist zeker dat het geen huilen was, omdat hij op deze momenten niet verdrietig was. Om erachter te komen, formuleerde hij allerlei theorieën over de oorzaak van dit verschijnsel.

Pas toen hij in behandeling kwam, werd hem duidelijk dat dit optrad als hij in situaties kwam waarin hij gespannen raakte. Hij werd dan overmand door emoties en angst. Van deze gevoelens was hij zich niet bewust, waardoor hij de bijbehorende gedragingen niet herkende. Dit gebeurde bijvoorbeeld als hij in een volle treincoupé zat of op een druk treinstation liep. Ook gebeurde het als andere mensen heftig in discussie waren. De last van zijn keel was de brok die hij in zijn keel voelde.

Naar school of werk gaan, kan bijvoorbeeld een enorm angstige ervaring zijn. Het appel op sociale interactie is daar erg groot. De 'aanslag' op hun zenuwstelsel kan al enorm zijn als ze de plotselinge hoeveelheid geluid en beweging van al die kinderen op school zintuiglijk niet kunnen verwerken. Dit overkomt hen vaak omdat de verwerkingstraagheid in de hersenen ervoor kan zorgen dat het bij hen eerder te veel wordt dan bij mensen zonder autisme. Daarnaast zijn ze door hun opvallende gedrag vaak het mikpunt van pesterijen. Door hun paniek kunnen mensen met autisme zeer dwingend zijn en volledig voorbijgaan aan het belang van anderen. Dit is dan geen bewuste keuze, maar een vorm van overleven. Daarnaast missen ze dikwijls het inzicht dát ze een ander tekortdoen.

Het is mogelijk dat een kind met autisme zo slecht begrepen is en de druk om te veranderen zo groot is geweest, dat het kind vast is komen te zitten in angstig, teruggetrokken of boos gedrag. Dit gedrag kan als volwassene dan structureel worden. De rijping van het centrale zenuwstelsel die heeft plaatsgevonden, is dan niet benut en de mens met ASS komt steeds verder vast te zitten in strategieën om angst te remmen. Dat uit zich in het toenemen van obsessies, repetitief gedrag en dwanghandelingen, in het vaster komen te zitten in rituelen en in de toename van weerstand tegen verandering die van buitenaf komt.

Jacob is erg gepest op de middelbare school en uiteindelijk heeft hij die niet af kunnen ronden. Hij komt er daarna ook niet toe om wat anders te gaan doen. Na drie jaar thuiszitten wordt eindelijk duidelijk dat hij autisme heeft. Hij is echter inmiddels alleen nog maar boos op degenen die hem gepest hebben en heeft veel wraakgevoelens. Hij heeft de banden met zijn familie verbroken omdat hij het gevoel heeft dat die ook alleen maar tegen hem zijn en heeft eigenlijk alleen nog contact met zijn moeder. Er mag niemand in huis komen om dingen te repareren en als uiteindelijk lekkende kranen gerepareerd moeten worden, is hij boos omdat ze niet meer werken zoals voorheen. Het lijkt wel alsof hij zich steeds verder terugtrekt in zijn burcht en steeds minder kan verdragen.

Weerstand tegen verandering

In het dagelijkse leven is de weerstand tegen verandering erg belemmerend voor het functioneren, zeker om maatschappelijk te kunnen functioneren. De weerstand tegen verandering en de problemen met plannen van gedrag moeten in een interactioneel, sociaal kader geplaatst worden. De weerstand is pas aanwezig wanneer een activiteit door een ander opgelegd wordt en de eigen activiteit daarmee onderbroken wordt of wanneer een activiteit gestopt wordt. Hierdoor ontstaat een 'allergie voor moeten'. De weerstand tegen taken wordt onoverkomelijk en de berg taken, vaak ook letterlijk de berg papier, en het schuldgevoel nemen toe.

Justin was intelligent genoeg om het formulier voor de uitkering in te vullen. Maar hij deed het niet. Het lag naast zijn stoel, neergelegd op de rommelige stapel papieren die hij moest behandelen. Hij wist heel goed dat hij het moest doen. Het snoerde hem de keel van paniek dat hij het niet deed. Het verlamde hem. Hij was doodsbang dat hij hierdoor zijn uitkering mis zou lopen, maar dat belemmerde hem eerder meer dan minder.

Zijn wanhoop nam toe en zijn terneergeslagenheid ook.

Om hem heen begreep niemand dit. Het werd uitgelegd als lui. Ze zagen niet hoe hij verlamd in zijn stoel zat, niet meer in staat de berg het hoofd te bieden. Pas toen een hulpverlener op het idee kwam hem te helpen, viel de spanning een beetje van hem af.

De weerstand tegen verandering wordt ook gevoed door het gebrek aan tijdsbesef, de onmogelijkheid te plannen en het gebrek aan overzicht dat veel mensen met autisme parten speelt. Deze 'executieve functies' maken het bijna onmogelijk om een activiteit in een normaal tempo af te werken. Voor een ander vaak onbegrijpelijk, zeker wanneer duidelijk is dat het niet aan de intelligentie en niet aan de tijd kan liggen, twee oorzaken die anderen wel als verzachtende omstandigheden kunnen accepteren. Veel mensen met autisme lossen deze problemen op door rituelen te ontwikkelen: bijvoorbeeld álle kranten lezen, niets overslaan. De taak is onmogelijk en de kranten stapelen zich op.

Handelingen die in de dagelijkse praktijk terugkomen, zijn erg vatbaar voor het ontstaan van rituelen, zoals langdurig douchen, rituelen bij het slapen gaan of kranten lezen.

Diederik was niet van zijn ritueel, de krant te lezen, af te brengen. Hij verdroeg het niet als hij met kranten lezen achterliep en wanneer deze zich opstapelden, raakte hij gespannen. Het was ondenkbaar dat hij een krant zou overslaan of weg zou doen.

De geboorte van zijn dochter zette deze activiteit enorm onder druk. Hij wist niet hoe hij naast werk en privé nu ook een kind in moest passen in zijn tijd. Zijn spanning daarover was groot en het was een geweldige overwinning toen het hem na verloop van tijd lukte om kranten ongelezen weg te gooien.

Het doorbreken van eigen plannen door ingrepen van buitenaf stuit bij mensen met autisme vaak op weerstand, zeker wanneer er tempo bij gevraagd wordt. Het doorbreken van plannen van binnenuit is slechts een probleem als de activiteit in een obsessief stadium terecht is gekomen. Dan is de innerlijke rem ontregeld en gaat men ongewenst door.

De weerstand tegen verandering is niet een inhoudelijke weerstand tegen wat er gaat gebeuren, maar een innerlijke behoefte om alles bij het oude te houden. Iedere verandering – ook ten goede – voelt voor iemand met autisme als onaangenaam.

> Jaap was zich ervan bewust dat nieuwe dingen erg veel weerstand bij hem opriepen. Hij verbaasde zich erover dat dit ook het geval was wanneer het nieuwe iets leuks was. Hij kon nooit eens blij zijn met iets nieuws.
> De enige uitzondering was muziek. Een nieuwe klankcombinatie kon hem in vervoering brengen. In feite waren alle nieuwe dingen voor hem een koffer die hij moest gaan dragen en hij was het beu zoveel koffers te dragen.

Het patroon van weerstand tegen verandering is terug te vinden op allerlei gebied. Angst om te verhuizen bijvoorbeeld. Hier komt als extra factor bij dat het zich oriënteren in de ruimte een probleem is en de nieuwe situatie onbekend is en dus onvoorspelbaar. Het gebrek aan inlevingsvermogen zorgt er ook voor dat de mens met autisme moeilijk kan voorspellen wat een ander gaat doen en daardoor kan een algemeen gevoel ontstaan dat 'alles' kan gebeuren. Dit gevoel komt des te scherper naar boven wanneer iemand met autisme naar een nieuwe situatie moet, zoals in geval van verhuizing. Hetzelfde gebeurt er bij het moeten aanvaarden van nieuw werk of bij een verandering binnen het werk. Het kan een verplaatsing naar een andere kamer betekenen tot en met iets als de pensionering. We noemden al dat grote veranderingen op dat gebied het wankele evenwicht dat mensen met autisme ontwikkeld hebben, kan verstoren waardoor na lange jaren van eenzaam ploeteren om sociaal het hoofd boven water te houden, het evenwicht verstoord wordt en het autisme voor iedereen zichtbaar wordt.

In tijden van 'veranderingsstress' ontwikkelen mensen met autisme vele patronen als houvast en versterken zij hun bestaande patronen. Dit biedt hen houvast, voorspelbaarheid, rust. Zo ontstaan in de loop der tijd steeds meer patronen die eerst hun nut hadden, zoals eten weigeren dat nog niet verwerkt kan worden, maar deze patronen worden – onmerkbaar – ook doorgezet als ze niet meer van toepassing zijn. Gedrag raakt in een gewoontespiraal en het nieuwe gedrag wordt niet meer gevraagd of aangeboden, waardoor de mens zich ook niet verder kán ontwikkelen. Daarnaast werken gewoonten zoals het uitvoeren van een activiteit, ook angstverminderend. Iets doen helpt enorm in het verminderen van angst. De angst zet wel meteen weer op als de bron ervan niet opgelost wordt, maar op korte termijn is er even soelaas in een tijdelijke afname van de angst.

Uitrijpen

De weerstand tegen verandering heeft verschillende bronnen. Een daarvan heeft te maken met de zintuigen en komt vooral voor tijdens de jeugd. Weerstand tegen nieuwe kleren kan ontstaan doordat de nieuwe kleren stijf aanvoelen en onprettig tot zelfs pijnlijk op de huid. Oude kleren zijn zachter, ongewassen kleren ook. Deze weerstand komt doordat de huid overgevoelig is. Meestal groeien kinderen over deze gevoeligheid heen en hebben volwassenen dit niet meer. Deze overgevoeligheid kan ook tot gevolg hebben dat aanrakingen onaangenaam voelen, vooral als het zachte aanrakingen zijn, strelingen. Dat prikkelt de huid zo sterk dat het jeukt of zelfs pijn doet. Een wat steviger aanraken daarentegen roept dat gevoel niet op. Een flinke knuffel voelt dan prettiger dan een zachte streling. Omdat mensen dat vaak niet weten en het zich niet kunnen voorstellen wat dit betekent, worden kinderen met autisme die deze eigenschap hebben, volledig onterecht gezien als kinderen die contact afhouden en niet teder zijn. Er wordt zelfs – onterecht – gesproken van afkeer van aanrakingen.

Jasper was al wat ouder. Zijn seksuele relatie verliep erg moeizaam. Hij keerde steeds meer in zichzelf en masturbeerde liever dan dat hij seks met zijn vrouw had. Nader bevragen maakte duidelijk dat Jasper er vreselijk tegenop zag om seks te hebben met haar, want dan ging ze aaien. Daar zag hij vreselijk tegenop, want dat voelde erg vervelend, en hij wilde haar niet afwijzen. Daarom koos hij voor masturberen. Al die jaren hadden ze niet geweten dat de huidgevoeligheid Jasper bij seks in de weg zat.

Bij het lichamelijk onderzoek van huisartsen kan dit problemen opleveren, omdat de overgevoeligheid van de huid het onderzoek tot een zeer onaangename ervaring kan maken.
Maar niet alleen de huid kan zo gevoelig zijn, de andere zintuigen kunnen ook deze – vertraagde of afwijkende – ontwikkeling doormaken. Sommige mensen met autisme hebben dit met hun gehoor. Het maakt dat ze soms een absoluut gehoor hebben, wat hun muzikaliteit ten goede komt, maar het heeft ook een lastige kant. Ze horen alles en zijn niet in staat om achtergrondgeluiden naar de achtergrond te 'duwen'. Hierdoor bevinden ze zich in een voortdurende kakofonie van geluiden die letterlijk pijn doet aan hun oren. Het lijkt een beetje op mensen die een gehoorapparaat hebben. Alle geluiden worden versterkt door het gehoorapparaat, dus ook de achtergrondgeluiden. Slechthorenden willen soms hun apparaat uitdoen om wat rust te krijgen van al die geluiden. Mensen met autisme kunnen de geluiden niet 'uit' zetten, dan raken ze alle contact kwijt.
Hoewel het bij volwassenen beduidend minder speelt omdat zij op die gebieden meestal uitgerijpt raken, komt het bij hen ook voor. Daarnaast is het zo dat volwassenen dikwijls last hebben van de verkeerde behandeling die ze als kind hebben gekregen – het onbegrepen autisme – en is er in hen de behoefte en de gewoonte ontstaan zich terug te trekken om tot rust te komen.

Een ander voorbeeld waar rijping speelt, is eten. Ook die functie moet uitrijpen. Een van de gevolgen is dat kinderen met autisme vaker dan anderen last hebben van het atopisch syndroom, met onder andere voedselallergie, COPD en constitutioneel eczeem. Bij voedselallergie werd gedacht aan een allergie, maar er bleken geen allergenen gevonden te worden en geen IgE-reactie. Het lijkt eerder de uiting van een zwak immuunsysteem dat nog uit moet rijpen. Iets wat bij de meeste kinderen ook gebeurt.
Dat voedselverwerking nog moet uitrijpen betekent ook dat kinderen met autisme vaak te vroeg een verandering van voedsel aangeboden

krijgen die ze nog niet kunnen verwerken, bijvoorbeeld minder gepureerd voedsel. Ze krijgen dat dan aangeboden op de gewone kalenderleeftijd waarop andere kinderen dat krijgen. Voor hen is dat te vroeg en hun weerstand ertegen is dan groot. Uiteindelijk leren ouders dat het geen zin heeft dit door te zetten en geven ze het kind het zachte voedsel dat het wil. Terecht, maar vervolgens blijft dit patroon bestaan omdat niemand zich realiseert dat ook de functie eten uitrijpt en het kind later wel kan eten wat eerst niet kon. Het gevolg is dat het eten niet meer aangeboden wordt en de volwassene met een zeer eenzijdig eetpatroon zit.

Het blijven aanbieden, zonder druk en niet onophoudelijk, zodat het uitrijpen benut kan worden, is voor mensen met autisme belangrijk.

Besef van tijd en ruimte

Een van de problemen voor het sociaal functioneren in gezin, school, werk en vrije tijd is het probleem dat mensen met autisme vaak hebben met tijd en ruimte. Vooral bij kinderen is het besef van tijd en het zich kunnen oriënteren in een ruimte nog weinig ontwikkeld. Zoals met alle onderwerpen bij autisme is het niet voor iedereen hetzelfde en kan het tempo van rijping gedurende het leven verschillen. Hoewel het in principe altijd een probleem blijft, kan het zodanig uitrijpen dat het maatschappelijk functioneren er niet al te zeer door belemmerd wordt.

> Wouter kwam dikwijls niet op afspraken. Hij vergat ook wanneer hij tentamens moest doen. Op een gegeven moment werd hem gevraagd of hij, als hij in de ochtend opstond, een idee had wat hij die dag te doen had. Dat bleek hij niet te hebben. Hij was zich er niet van bewust en was daarom bezig om erachter te komen wat hij die dag te doen had. Zo miste hij veel belangrijke afspraken.
> Een piepsysteem in een organiser en e-mails ter herinnering konden hem helpen bij dit probleem.

De tijd is een van de elementen die onderdeel is van de relatie met de ander. Zonder de mensen om zich heen, ervaart men de tijd niet. Tijd en ruimte worden ervaren bij gratie van de mensen te midden waarvan men leeft. Men wordt zich bewust van tijd doordat men niet in een vacuüm leeft, maar in relatie tot anderen staat: 'de tijd is voorbij', 'je had je aan moeten kleden', 'je wordt zo opgehaald', 'het is donker geworden en je moet gaan slapen', 'over tien minuten komt je man thuis', 'je hebt nog een halfuur dan kun je nog net even...'. Hoe ouder wij worden, des te meer worden wij ons bewust van onze relatie met anderen en de beperkingen in de eigen activiteit die deze relatie met zich meebrengt. Naarmate we ouder worden, verkrijgen we meer kennis en ontstaat er een dieper inzicht in onszelf. We begrijpen de wereld om ons heen steeds beter en zijn ons steeds meer bewust van onze positie ten opzichte van anderen. Met het ouder worden ervaren we dan ook dat de tijd steeds sneller gaat.

In de haastige westerse maatschappij zou je zelfs kunnen zeggen dat het sociale verkeer door de tijd wordt geregeerd. Om je bewust te zijn van de tijd, is het noodzakelijk om een voortdurende gerichtheid te hebben op mensen. In je hoofd moet als het ware het plaatje van de wereld steeds bijgewerkt worden (socioschema), namelijk of de winkels nog open zijn, of je de trein kunt halen, of je de kinderen al weg moet brengen, of je nog tijd hebt voor een boterham. Kinderen hoeven deze focus, deze gerichtheid nog niet zo ontwikkeld te hebben, omdat volwassenen min of meer verantwoordelijk zijn voor het welzijn van kinderen. Met het opgroeien verschuift er steeds meer verantwoordelijkheid naar de kinderen zelf en wordt het besef van tijd belangrijk. Kinderen leren daarom al jong klokkijken. Voor kinderen met autisme is het klok leren kijken dan ook geregeld een groot probleem. Het kind leeft in een tijdloze wereld en wordt er steeds door overvallen dat er een tijd blijkt te zijn die grenzen stelt aan wat het doet en wil. Het kind is zich meestal niet bewust van de mensen om zich heen. Het gaat helemaal op in zijn activiteit en 'vergeet' de tijd, maar ook waar het zich bevindt.

> Evert zit op een basisschool dicht bij zijn huis. Hij mag zelf uit school naar huis komen. Opeens staat Evert midden op de ochtend thuis. Op school was het pauze, alleen Evert dacht dat het het einde van de dag was en hij naar huis kon gaan. Op een andere dag komt Evert maar niet thuis van school: hij was nog aan het spelen op het schoolplein omdat hij dacht dat het pauze was.

Dat bewustzijn ontstaat pas als de wereld om hen heen een structureel onderdeel vormt van hun leven. Dit is wat de aanleiding was voor het begrip *autos*, het extreem in zichzelf gekeerd zijn dat zowel Kanner als Asperger gebruikte om autisme te omschrijven.

Bij volwassenen wordt nog veel sterker verwacht dat het besef van tijd aanwezig is.

Wim is altijd bereid de handen uit de mouwen te steken. Hij is blij met zijn gezin en trots op zijn twee dochtertjes. Maria wil dat Wim er nu eens zelf aan denkt om de kinderen op te halen van school. Het is al een aantal keren voorgekomen dat de kinderen niet opgehaald werden en verloren aan de hand van de juf stonden te wachten. Niet dat Wim er geen zin in heeft ze te halen of met iets anders bezig is, hij zit gewoon in zijn stoel te lezen. Het is voor Maria onbegrijpelijk dat Wim zoveel van zijn kinderen kan houden en ze tegelijk geheel kan vergeten. Bij haar zou dat alleen kunnen als er iets gebeurt waardoor ze helemaal zichzelf kwijtraakt en niet meer beseft waar ze is. Haar kinderen kán ze niet vergeten. Inmiddels is wel duidelijk dat Wim het echt wil, maar niet kan.

Om problemen te voorkomen, belt Maria nu van haar werk op dat Wim de kinderen moet gaan halen als het zo laat is. Het is een oplossing, maar het voelt ook wel belastend voor Maria.

Mensen met autisme moeten steeds onthouden dat ze met iets bezig zijn. Voor mensen zonder autisme is dat vanzelfsprekend. Ze zijn zich bewust van hun activiteit en de context waarbinnen de activiteit plaatsvindt. Mensen met autisme, en dit is vrij algemeen bij autisme, moeten zich steeds proberen te herinneren dat ze ergens mee bezig zijn en waarmee. Ze gaan op in een activiteit zonder te ervaren dat ze een activiteit doen. Het is erg vermoeiend voor hen om dit te moeten onthouden, waar het voor anderen geen inspanning is, maar een vanzelfsprekendheid die geen enkele aandacht vergt.

Om zich te oriënteren in een ruimte geldt hetzelfde als voor de tijd: men moet zich van de ander bewust zijn. Het letten op mensen is zozeer een tweede natuur, dat het de mensen zelf niet meer opvalt.

Jonge kinderen moeten afleren naar mensen te staren; dat is niet beleefd, zeggen hun ouders dan. Voor mensen met autisme is het letten op mensen geen vanzelfsprekendheid.

Wanneer mensen normaliter een ruimte binnenkomen, onderzoeken ze deze ruimte eerst op de aanwezigheid van mensen: is er iemand? Vervolgens wordt de ruimte bekeken op waar de voorwerpen staan, zoals stoelen en tafels: waar staan de voorwerpen? Het is daarom dat mensen niet altijd tegen elkaar oplopen; bij mensen met autisme is dit niet vanzelfsprekend en zo lopen ze vaker tegen iemand aan. Wat voor tijd geldt, gaat dus ook op voor het beleven van ruimte. Als eerste wordt gelet op mensen en wordt het gedrag daarop afgestemd. Wanneer de ik-anderdifferentiatie nog niet zo ver is en het besef van de ander nog onderontwikkeld is, zal het besef van ruimte ook achterlopen. Kinderen met autisme kunnen 'onhandig' tegen alles oplopen. Ze lopen dingen omver omdat ze niet op de wereld om zich heen letten. Ook hebben ze soms moeite om voldoende afstand te bewaren in contact en komen daardoor te dicht bij iemand staan. Iedereen heeft een soort 'territorium' om zich heen en vindt het onaangenaam als een ander ongevraagd dichterbij komt.

Met het ouder worden dringt het besef van zowel tijd als ruimte steeds meer tot het bewustzijn door. De ervaring, opgedaan in het sociale leven, heeft bij mensen met autisme hun kennis van anderen vergroot; theory of mind is toegenomen en het begrijpen van wat er in een ander omgaat, wordt steeds gemakkelijker. Toch zal het meestal inzet vragen om eraan te denken, omdat de gerichtheid op anderen niet geautomatiseerd is. De inspanning die dit van mensen met autisme vergt, wordt vaak niet beseft omdat het voor anderen zo vanzelfsprekend is en zij geen enkele moeite hoeven te doen om eraan te denken.

Het geheugen

Naast het besef van tijd en ruimte speelt ook het geheugen een belangrijke rol in sociaal contact. Via het geheugen wordt de sociale kennis die het sociaal functioneren reguleert, opgeslagen. Het geheugen hangt sterk samen met de wijze waarop mensen gegevens in hun hersenen 'archiveren', gegevens opslaan. Hierin bestaan verschillen tussen kinderen en volwassenen en tussen mannen en vrouwen. Het is gezien de theorieën van het ESB-brein en het socioschema te verwachten dat er verschillen tussen mensen met en zonder autisme bestaan. Mensen met autisme slaan gegevens in hun hersenen eerder losstaand van elkaar op dan in onderlinge verbanden. Net zoals bij andere onderwerpen de hoeveelheid detailkennis indrukwekkend kan zijn, is de wijze waarop deze gegevens in de hersenen opgeslagen worden dat ook. Mensen met autisme kunnen zelfs ontzagwekkende databestanden in hun hoofd hebben over specifieke onderwerpen. Waar een ander pas via het verband tussen het een en het ander een feit kan vinden, zijn de hersenen van mensen met autisme vaak direct benaderbaar op feiten. Het is iets wat we bij mannen zonder autisme vaak in beperkte zin ook tegenkomen. Zo lijken mannen, in tegenstelling tot vrouwen, een gebied in hun hersenen te hebben waar ze 'interessante wetenswaardigheden' stallen. Bij mensen met autisme kan dat nog sterker het geval zijn. Kinderen met ASS kunnen soms indrukwekkende hoeveelheden feiten in hun geheugen hebben, zonder ooit geprobeerd te hebben deze te onthouden. Ze kunnen hele boeken 'opslaan' als een verzameling feiten, zelfs zonder begrip van wat ze gelezen hebben. Waar de een onthoudt via het verband tussen de feiten, onthoudt de mens met autisme vaak losse feiten op zich, zonder hun context.

Waar mensen zonder autisme dingen in hun geheugen niet kunnen vinden omdat ze de toegang via een samenhang missen, kunnen mensen met autisme onbevooroordeeld in hun hersenen 'wandelen'. Deze vorm van geheugenfunctie is ook te verwachten omdat de hersencellen in sommige gebieden (bijvoorbeeld de hippocampus) bij mensen met autisme minder vertakkingen vertonen, minder verbindingen met elkaar hebben en dus ook meer losstaand van elkaar functioneren.

Omdat de archivering, de wijze waarop gegevens in de hersenen zijn opgeslagen en de weg om ze te vinden, afwijkt van hoe mensen dat gemiddeld doen, is het ook zo dat het lastig is te ontdekken hoe mensen met autisme bevraagd moeten worden om een antwoord te kunnen geven. Het is minder voorspelbaar hoe het 'archief' te bevragen is.

In het algemeen blijft het geheugen voor wat lang geleden is gebeurd, beter intact dan het kortetermijngeheugen. Het kortetermijngeheugen lijkt sterker afhankelijk van de rijping van het centrale zenuwstelsel na de geboorte. Het is daarom niet verwonderlijk dat we bij mensen met ASS een sterk, soms ontzagwekkend sterk, langetermijngeheugen zien en een zwakker kortetermijn- of werkgeheugen.

> Gunilla Gerland, een vrouw met autisme die haar biografie schreef, drukt het belang van het werkgeheugen uit wanneer ze stelt:
> 'Andere mensen lijken zo'n geheugen te hebben, een goed of slecht, ergens in hun lichaam. Alsof ze gewoon weten waar ze iets hebben gelegd, zonder te hoeven denken dat ze het juist daar hebben gelegd.'

Voor het geheugen op korte termijn spelen strategieën om te onthouden een belangrijke rol. Deze strategieën worden door kinderen met autisme meer zelfstandig ontwikkeld, los van wat ze op school leren. Ze ontwikkelen eigen strategieën, eigen ezelsbruggetjes.

In een gesprek is het van belang om te weten dat mensen met autisme de neiging hebben het laatstgenoemde te onthouden en de eerder genoemde dingen kwijt te raken. Als de kern niet aan het einde genoemd wordt, zijn mensen met autisme gemakkelijker de draad kwijt en gaan ze op bijzaken in en niet op de hoofdzaken.

Angst als raadgever

Al deze onderwerpen, weerstand tegen verandering, besef van tijd en ruimte, sociale verwachtingen en een identiteit opbouwen van 'anders zijn', kunnen veel onrust in de mens met autisme oproepen. Hij of zij kan daardoor intens angstig zijn, zelfs zonder zich die angst als zodanig bewust te zijn en te ervaren. Het kan ook een gejaagd gevoel geven en een structureel gevoel van 'op je hoede zijn voor het onverwachte'. Angst is een belangrijk aspect van autisme, niet als een symptoom, maar als een gevolg van de problematiek.
Kenmerkend voor mensen met autisme is daarom hun angst. Het herkennen van de emotie bij anderen is niet alleen lastig, maar ook emoties bij henzelf. Het betekent ook dat ze oplossingen voor die angst zoeken zonder dat ze in de gaten hebben dat er een verband is tussen een bepaalde angst en een bepaald gedrag of een specifieke

gebeurtenis. Gewoontevorming is een van de belangrijke strategieën die de mens ontwikkelt om het leven aan te kunnen en angsten de baas te kunnen. Het is dan ook niet verwonderlijk dat mensen met autisme zeer gevoelig zijn voor gewoonten. Veel gewoonten ontstaan door associaties, toevallige verbanden tussen onderwerpen die gelijktijdig voorkomen of bijvoorbeeld naast elkaar staan. Deze associaties worden bij mensen met autisme dikwijls gemakkelijk gelegd waardoor ze vast komen te zitten in gedachtepatronen en gedragspatronen die hun leven sterk kunnen regeren en een verregaande invloed uitoefenen op de mensen om hen heen. Het gedrag kan obsessieve kenmerken krijgen. Voor henzelf en voor hun omgeving is dit erg belastend. Ze kunnen het gedrag nauwelijks loslaten, omdat dit met te veel angsten gepaard gaat. Pas wanneer er een andere oplossing is voor de angst, kan dit veranderen. Een heel enkele keer helpt een plotselinge verandering, maar dan moet men ervan overtuigd zijn dat deze ten goede zal zijn, want een verandering kan zoveel angst oproepen dat de schade groter is dan de winst.
Onder stress vertonen mensen met autisme dan ook een toename van obsessies en dwangmatig handelen. Het angstmodel (Delfos) maakt duidelijk waarom dat is, de angst neemt af bij actie, stress neemt af bij handelen, iets doen.

Een belangrijke stressfactor is het sociale contact. Mensen met autisme kunnen zich zeer onzeker voelen in sociaal contact, weten niet wat ze moeten doen. Ze gedragen zich dan volgens de richtlijnen die ze kennen, geleerd hebben of uitgedacht hebben, maar worden hier vaak op afgewezen. Vooral ervaren ze steeds dat de ander iets niet goed vindt, iets anders vindt, iets anders wil, iets vreemd vindt, iets eigenwijs vindt, iets egoïstisch vindt. Hoe ze ook hun best doen, het lukt mensen met autisme niet om hun leven vlot te laten verlopen en om relaties vorm te geven in gelijkwaardigheid. Dit is niet voor iedereen hetzelfde en hangt ook af van de ernst van het autisme.

Autisme en het virtuele milieu

De computer is niet weg te denken uit ons leven. Internet biedt grenzeloze mogelijkheden tot informatie en contact met de hele wereld. Het biedt onuitputtelijke mogelijkheden tot werk en ontspanning. Het is voor de eerste generaties een instrument, maar voor de opgroeiende generatie een leefwereld. Een belangrijk deel van hun leven speelt zich af in het virtuele milieu. Het is een opvoedende instantie die echter niet als zodanig bedoeld is. Opvoeding is ook daar van belang. De informatie op internet is niet altijd betrouwbaar. Het verkeerd inschatten van bijvoorbeeld autisme of het gevaar van foutdiagnoses is niet denkbeeldig.

Voor mensen met autisme biedt het de mogelijkheid tot het vinden van antwoorden op zoveel vragen waar ze mee zitten en waarmee ze niet bij anderen terechtkunnen. Maar hoe betrouwbaar zijn de antwoorden? De mogelijkheden van contact die vaak zo beperkt zijn in het reële leven, zijn in het virtuele milieu enorm. Het tempo kun je zelf bepalen, ook of je iemand buitensluit of toevoegt aan je vriendenlijst. Mensen nemen zichzelf echter ook mee in de virtuele wereld. Ze proberen te ontdekken waarom ze zo gepest worden, maar in het virtuele milieu gebeurt het vervolgens vaak nog erger.

De ontspanningsmogelijkheden zijn groot. Er zijn onlinespellen die je dag en nacht kunt spelen, alleen of met een groep. Samen of in je eentje oplossen hoe je door een deur kunt komen. Inmiddels beroemd is WoW, World of Warcraft. Het klinkt oorlogszuchtig, maar het is een eindeloze wereld waar je zelfs overheen kunt vliegen op een vleermuis. Een wereld waar je met elkaar afspreekt om een bepaald probleem op te lossen, maar waar je ook even het spel stopzet om te chatten.

Voor veel mensen, zeker jongeren en jongvolwassenen met autisme, betekent het virtuele milieu een mogelijkheid tot het maken van contact, tot het samen dingen in de virtuele wereld ondernemen, tot het vormen van vriendschappen die ze in het werkelijke leven missen. Hoewel begrenzen van internettijd belangrijk is, moet men bij mensen met autisme rekening houden met het feit dat hen met de computer echt iets afgepakt wordt, als ze dat onvoldoende kunnen doen. Het geïsoleerd raken van de werkelijke wereld en het beïnvloed worden, ook lichamelijk, door de computer, zeker met het gamen, is echter een reëel probleem. Een van de belangrijke nadelen van de virtuele wereld is het grote risico op verslaving.

Een zuiver bestaan

Er is een aantal onderwerpen genoemd dat het – maatschappelijk – functioneren van mensen met autisme moeilijk maakt. Het bijzondere is dat deze kenmerken ook hun tegenhanger hebben; het één kan niet los van het andere bestaan. Als we de lastige kenmerken weg zouden kunnen nemen, verdwijnen daarmee ook de kwaliteiten. Het meest opvallende is de zuiverheid waarmee mensen met autisme in het leven staan. Mensen met autisme hebben moeite om zich in een ander te verplaatsen – en dat is beslist een nadeel in communicatie – maar de andere kant van de medaille is dat ze niet manipulatief zijn ingesteld, dat ze zuiver zijn in hun contact en in hun communicatie: wat ze zeggen is wat ze bedoelen, zonder dat er een achterliggende bedoeling is. Hun eerlijkheid, zuiverheid is een verademing in contact.

Ook hun weerstand tegen verandering, waardoor ze niet graag van een activiteit afwijken en waardoor ze niet goed in staat zijn meerdere dingen tegelijk te doen, heeft een andere kant. Het betekent dat ze zich enorm kunnen concentreren en langdurig een taak kunnen volhouden.

In Lima, Peru, heeft Liliana Mayo een autismecentrum opgericht. Zij werkt samen met de supermarkten en restaurantjes in de buurt om de jongeren met autisme werk te geven in samenwerking met het centrum.
In het begin keken de werkgevers wat argwanend naar de werknemers met autisme die zo anders leken te zijn dan de 'gewone' werknemers, maar al snel ontdekten ze dat deze werknemers uitstekende krachten zijn. Ze zijn erg loyaal, komen trouw naar hun werk door weer en wind, zijn zorgvuldig en betrouwbaar in de kwaliteit van hun werk en ze zijn zelden ziek. Terwijl gedacht werd dat het nooit gewone werknemers zouden kunnen worden die meedraaiden, was het autisme na enige tijd op de achtergrond en stonden de prettige collega's op de voorgrond!

Aandachtspunten bij hoofdstuk 3
– **Mensen zonder autisme hebben de neiging om alle autistische gedragingen op één hoop te gooien. Het is belangrijk open te staan**

voor de eigen uitleg van mensen met autisme over hun gedrag. Het is belangrijk hen te bevragen op onbegrijpelijk gedrag, omdat het gedrag voor henzelf vaak niet onbegrijpelijk is.

- Kinderen met autisme voelen zelf al jong dat ze 'anders zijn', zonder er precies de vinger op te kunnen leggen. Ze ervaren ook al heel jong dat bepaald gedrag van henzelf niet zo veranderbaar is.
- Hoogintelligente mensen met of zonder autisme worden dikwijls ervaren als arrogant, omdat hun uitlatingen door minder intelligente mensen als 'toevallige' ervaringen worden beoordeeld in plaats van als inzichten. Hoogintelligente mensen met autisme worden ook nog eens niet begrepen omdat ze ondanks hun goede intelligentie, sociale dingen niet aanvoelen of begrijpen.
- De kunst in communiceren is contact maken. Van contact wordt een mens rustig. De mens met autisme net zo goed, ook al denken we soms dat hij of zij geen contact wil.
- Omgaan met mensen met autisme in het gezin, opleiding en werk zou beduidend eenvoudiger worden als men zich ervan bewust is dat de mens met autisme niet willens en wetens ongewenst gedrag vertoont en dat hij zelf gevangenzit in gedrag en angst.
- Als gevolg van een vertraagd ontwikkelde ik-anderdifferentiatie heeft de mens met autisme een gebrek aan focus op anderen en geen geautomatiseerde gerichtheid op mensen. De verhouding van zichzelf ten opzichte van de ander ontwikkelt bij kinderen met een autistische stoornis gebrekkig of vertraagd. De wereld wordt vanuit een fundamenteel egocentrisch perspectief ervaren.
- Het socioschema ontwikkelt zich bij mensen met autisme vertraagd en beperkt.
- Omdat aanvoelen niet goed lukt bij mensen met autisme, wordt vanuit de intelligentie de ander 'uitgedacht' in plaats van 'aangevoeld'.
- Een uitzondering op het ontwikkelen van 'aanvoelen', zijn negatieve gevoelens bij een ander. Mensen met autisme kunnen verrassend scherp tekenen van negatieve gevoelens bij de ander opmerken.
- Mensen met autisme voelen zich soms gevangen in een allesoverspoelende emotionele golf, zelfs zonder deze als zodanig te herkennen.
- Mensen met autisme hebben vaak weerstand tegen verandering die van buitenaf komt. De mens met autisme kan vanuit zichzelf nieuw gedrag en nieuwe activiteiten genereren.

– In tijden van 'veranderingsstress' ontwikkelen mensen met autisme vele patronen als houvast en versterken zij hun bestaande patronen. Dit biedt hen houvast, voorspelbaarheid en rust.

– Het besef van tijd ontstaat in relatie tot de ander en is daarom minder ontwikkeld bij autisme.

– Het besef van ruimte ontstaat eveneens in relatie tot de ander. Ook dit ontwikkelt vertraagd en beperkt bij autisme.

– Mensen met autisme slaan gegevens in hun hersenen eerder losstaand van elkaar op, dan in onderlinge verbanden. Omdat de archivering van gegevens afwijkt van hoe mensen dat gemiddeld doen, is het lastig te ontdekken hoe mensen met autisme bevraagd kunnen worden op zaken uit hun geheugen.

– Kenmerkend voor mensen met autisme is hun angst.

– Gewoontevorming is een belangrijke strategie om angsten de baas te kunnen.

– Mensen met autisme hebben moeite om zich in een ander te verplaatsen. De andere kant van de medaille is dat ze niet manipulatief zijn ingesteld, dat ze zuiver zijn in hun contact en in hun communicatie: wat ze zeggen is wat ze bedoelen, zonder dat er een achterliggende bedoeling is. Hun eerlijkheid, zuiverheid is een verademing in contact.

4 Autisme en omgeving: wederzijdse aanpassing?

Autisme is voor iemand die het heeft, zelf vaak niet zo'n probleem; het is vooral in contact met de omgeving dat de problemen zich voordoen.

De angst waarmee mensen met autisme kampen, heeft vooral te maken met de wisselwerking met de mensen uit hun omgeving en vooral de verwachtingen vanuit de omgeving. Mensen met autisme hebben sterke en zwakke kanten. Deze hebben invloed op het functioneren in het dagelijkse leven: thuis, op school, op het werk en in vrijetijdsbesteding, zelfs in de dagelijkse gebeurtenissen op straat. Relaties, vriendschappen en het leven met familie en in een gezin doen een constant beroep op sociale interactie. Het idee dat iemand met autisme geen gezin zou kunnen stichten, is inmiddels achterhaald, maar het vergt aanpassingen van de gezinsleden om het gezinsleven goed te laten verlopen. Nu is dat in relaties en gezinnen altijd het geval, maar bij iemand met autisme vraagt dat om een extra inzet, een extra begrijpen, en extra wederzijdse tolerantie.

Om de betekenis van de wisselwerking tussen iemand met autisme en zijn omgeving te beschrijven, worden de diverse gebieden nagelopen: eerst de emotionele banden in familie, gezin en relatie; en vervolgens de leef- en werksituaties zoals wonen, opleiding, werk en vrijetijdsbesteding. Er wordt aandacht besteed aan wat de verschillende situaties voor de mensen zelf en voor de mensen om hen heen betekenen, en wat bevorderlijk is voor het goed functioneren, samenleven, leren en werken.

Familie

Mensen met autisme zijn dikwijls moeilijk voorspelbaar; ze zijn vaak verrassend origineel en ze zijn zuiver, eerlijk in het contact. Het is echter ook beslist niet gemakkelijk. De eerlijkheid is zonder bijbedoelingen, maar ook zonder tact, zonder aan te voelen wat je in welke situatie kunt zeggen. Dat betekent dat ze 'bot' of 'hard' over kunnen komen.

Mensen gedragen zich voor een belangrijk deel vanuit hun gewoonten, bekende patronen en vanuit het kunnen voorspellen van andermans gedrag. Juist dat voorspellen is in de omgang met mensen met autisme moeizaam. Het gedrag van iemand met autisme is soms onvoorspelbaar, oninvoelbaar en nauwelijks aan te sturen in een richting die prettiger is voor de omgeving. Iemand met autisme kan een enorm beroep doen op zijn omgeving. Het vergt vaak veel geduld en acceptatie dat iemand echt anders is dan je denkt. Als dit de houding is vanwaaruit men met elkaar omgaat, blijkt dikwijls dat de problemen enorm afnemen.

Ieder familie- en gezinslid heeft een andere positie, een andere relatie met het familielid met autisme. Dit betekent dat de wederzijdse aanpassing voor iedereen anders is. Een jongere broer kan zich misschien minder aanpassen dan een oma, van een moeder wordt meer gevraagd dan van een vader.

Ouders

Om te beschrijven wat het betekent ouder te zijn van een (jong)volwassen mens met autisme, is het noodzakelijk de lijn vanaf het begin te schetsen, omdat dit de positie van de ouders, als het kind volwassen is, in belangrijke mate bepaalt. Ouder zijn van iemand met autisme vraagt van jongs af aan een andere benadering. Opvoeding betekent een proces van bescherming naar zelfstandigheid en loslaten. Zoals in een artikel van Ypsilon, de oudervereniging voor ouders van kinderen met schizofrenie, ooit zo mooi stond: loslaten is een *werkwoord*. Voor ouders van een kind zonder stoornis is het tijdens de puberteit van hun kind al een hele inspanning om de teugels te laten vieren, maar bij een kind met autisme is dat nog veel moeilijker. Het evenwicht vinden tussen zelfstandigheid geven, beschermen en begeleiden, is daarom zo moeilijk omdat de leeftijd waarop de overgang plaatsvindt bij de kinderen en jongeren met autisme veel lastiger in te schatten is en later plaatsvindt dan de puberteit. Bovendien hebben jongeren en jongvolwassenen verschillende ontwikkelingsleeftijden op verschillende onderwerpen. In plaats van één leeftijd die met hun kalenderleeftijd overeenkomt, is er sprake van verschillende ontwikkelingsniveaus bij verschillende onderwerpen. In het volgende hoofdstuk zullen we beschrijven hoe je de verschillende mentale leeftijden van een kind, jongere of volwassene kunt ontdekken, zodat duidelijk wordt welke hulp van toepassing is.

Door de verschillende ontwikkelingsleeftijden heeft de mens met autisme bij het ene onderwerp hulp nodig en kan hij bij een ander onderwerp juist zelfstandig functioneren. Bij het opgroeien van een kind met autisme kan het zo zijn dat de ouders te lang vasthouden aan hun beschermende en verzorgende rol en de stap naar het stimuleren en accepteren van zelfstandigheid te laat zetten. Dit kan een probleem vormen in de relatie tussen hulpverleners en ouders en tussen ouders en de adolescent. De hulpverleners willen dat de ouders hun volwassen kind meer loslaten, de ouders voelen dat het nog niet helemaal kan of durven het nog niet aan. Soms wordt de angst van de ouder bewaarheid. Een open en eerlijke communicatie met ouders is daarom ook voor de hulpverlener van groot belang.

> Mieke was erg gehecht aan haar vader. De hulpverleners vonden hun relatie symbiotisch, te dicht op elkaar. Ze wilden dat Miekes vader zijn dochter meer losliet en dat Mieke een eigen woning nam. De vader was ongerust, wilde het beste voor zijn kind, maar was bezorgd wie op haar zou letten als ze een epileptische aanval kreeg wanneer ze alleen woonde.
> Mieke kreeg haar woning, maar toen ze een epileptische aanval kreeg, was ze alleen. Ze overleed.

Een kind met autisme doet een groot appel op de uitlegvaardigheid van de ouder. In de opvoeding schenkt de ouder de wereld aan het kind en dit is bij een kind met autisme nog sterker het geval. De wereld moet als het ware uitgelegd worden en dat nog jarenlang nadat bij kinderen in een normale ontwikkeling de waaromvragen al lang verstomd zijn.

De angst van het kind maakt ook dat hij de ouder steeds beschikbaar wil hebben voor hulp. Sommige ouders kunnen zich nauwelijks verplaatsen zonder dat het kind zich angstig aan hen vastklampt. Een ouder is een mens en kan niet altijd beschikbaar zijn en zich perfect gedragen. Een treffend voorbeeld van de psychische belasting die hierdoor ontstaat, zien we in geval van de reactie van het kind met autisme op stress bij de ouder. Stress bij de moeder heeft meestal tot gevolg dat het kind onrustig wordt en zelfs in paniek raakt. Je moet als ouder jezelf steeds in de hand houden, wat erg zwaar is, want je kunt niet onophoudelijk een supermens zijn. Het leidt tot een grote belasting en tot overbelasting bij de ouders, meestal de moeder.

Voor ouders is een kind dat afwijkt van het normale patroon een belasting. Ouders zijn druk in de weer uit te vinden hoe het kind met autisme opgevoed moet worden, want de gebruikelijke oplossingen werken niet. Hierdoor kunnen ouders onderling problemen krijgen. Ze hebben verschillende meningen en het luistert zo nauw wat te doen, omdat het niet goed gaat met hun kind. Vaders en moeders hebben een verschillende rol in de opvoeding van een kind. Als een kind onbegrijpelijk en moeilijk gedrag vertoont, zullen beide ouders extremer worden in hun gedrag. Moeders kunnen soms te veel gaan beschermen, vaders kunnen soms te veel zelfstandigheid van een kind eisen. Hierdoor kan strijd tussen de partners ontstaan die tot relatieproblemen leidt.

Ouders maken zich bij kinderen met autisme vaak zorgen over het gebrek aan contact met anderen. Toch is dat niet altijd nodig. Jongvolwassenen met autisme hebben genoeg aan het contact met anderen op school en vinden het prettig om te herstellen en bij te komen in hun eigen omgeving. De drukte en het lawaai van groepen mensen kunnen mensen met autisme niet lang aan. Ze kiezen er dan dikwijls voor om rust achter de computer te vinden. Wat ouders kunnen ervaren als een eenzaam bestaan, kan door het kind heel anders ervaren worden. Jongeren en jongvolwassenen met autisme kunnen echter de neiging hebben door te slaan in hun terugtrekgedrag. Vanuit henzelf komt de behoefte tot het onderhouden van contact met de buitenwereld niet zo sterk; dat kan ook gebaseerd zijn op hun onprettige ervaringen tijdens de basisschoolperiode.

Eelco had opnieuw ervaren dat hij geen vrienden kon maken. Hij verzuchtte: 'Misschien kan ik beter in een psychiatrische inrichting gaan wonen, daar kom ik waarschijnlijk meer zielsverwanten tegen.'

Ouders hebben geduld en vertrouwen nodig in hun volwassen kind dat vaak zo alleen is. De moed niet opgeven en blijven vertrouwen in vooruitgang is datgene wat ook hun kind rust geeft. Een kind dat zich te veel terugtrekt, moet gestimuleerd worden om betrokken te blijven. Daarom is het belangrijk dat ouders een beroep op hem blijven doen als het gaat om de dagelijkse structuur in huis, zoals samen eten, elkaar begroeten of zeggen wanneer je ergens naartoe gaat, zodat de jongere zich bewust blijft van zijn of haar omgeving. Hierdoor ervaart de jongere ook dat hij of zij belangrijk gevonden wordt en dit bevordert het zelfvertrouwen en het gevoel gewaardeerd te worden. Dit is voor mensen met autisme net zo belangrijk als voor mensen zonder autisme.

De schoolloopbaan van kinderen en jongvolwassenen met autisme is niet altijd zo vanzelfsprekend. Er zijn veel jongeren met autisme die niet naar school gaan. Wanneer het wel lukt om naar school te gaan, zijn hieraan veelal veel gesprekken met de jongere en school voorafgegaan om begrip te kweken en om de motivatie van de jongere te versterken om te blijven functioneren tussen leeftijdgenoten die je actief links laten liggen. Als het kind al jongvolwassen is en naar het vervolgonderwijs gaat, vallen ouders in die situatie extra op omdat niet verwacht wordt dat ze actief hun kind begeleiden omdat hun kind al zelfstandig zou moeten functioneren. Vaak moeten ouders door een muur van vooroordelen van overbezorgdheid en opmerkingen over slechte opvoeding heen om te vechten voor de juiste hulp voor hun kind.

Wanneer het kind met autisme volwassen is, neemt de zorg van ouders niet af. Vaak blijft het kind met autisme bij de ouders wonen of roept vaak de hulp van de ouders in als hij of zij zelfstandig woont. Daarnaast groeit bij ouders en kind de zorg wat er gaat gebeuren als de ouder niet meer voor het kind kan zorgen of overlijdt.

Zoon of dochter

Als je vader of moeder autisme heeft, kan dat voor lastige situaties zorgen. In het algemeen bestaan er meer huisregels, omdat de ouder met autisme via regels overzicht probeert te houden. Voor kinderen is het belangrijkste wel dat de ouder met autisme niet altijd goed kan aanvoelen wat er in het kind omgaat en de ouder het kind dan ook niet altijd kan steunen als het kind dat nodig heeft. Dit kan het ontwikkelen van de emotionele band belemmeren. Het kind krijgt weinig complimenten van de ouder met autisme, krijgt veel kritiek te verduren en moet rekening houden met die ouder. De balans is dan wel eens uit evenwicht, waardoor het kind te veel een ouderrol krijgt over de ouder. Daarnaast heeft de partner zonder autisme, vaak de moeder, extra taken, waardoor het kind ook minder bij de ouder zonder autisme terechtkan.

Bij een ouder met autisme is sprake van een bijzondere opvoedingssituatie. Kinderen moeten leren omgaan met de ouder en leren accepteren dat hun ouder niet hetzelfde is als gebruikelijke ouders. Voor de ouder met autisme vraagt het heel veel flexibiliteit om met kinderen om te gaan. Onverwachte gebeurtenissen zijn eigenlijk standaard tijdens de opvoeding van kinderen. Spontane logeerpartijtjes, veranderingen van plannen en niet accepteren als je je zin niet krijgt, horen bij het opvoeden van kinderen. En deze zo normale gebeurtenissen zijn erg belastend voor een ouder met autisme. Het gevolg is dat de ouder vaak veel beperkingen oplegt aan het kind. Dit kan ver strekken. Ook in religieuze zin kan dit verregaande gevolgen hebben in een gezin, wanneer de religie zeer rigide opgevat wordt en de huisgenoten belast worden met zeer strenge leefregels.

Broer of zus

Een broer of zus zijn van iemand met autisme betekent rekening houden met je broer of zus met autisme. Dit spreidt zich met het ouder worden uit tot zelfs verantwoordelijkheid dragen over deze broer of zus als die zichzelf maatschappelijk niet goed kan redden. Ook kan de verantwoordelijkheid na het overlijden van de ouders op de schouders van de broer of zus komen. Hierdoor leer je sociaal te zijn, maar krijg je tegelijk ook minder de kans om kind te zijn. Met het ouder worden neemt de verantwoordelijkheid vaak niet af. Het appel van de ouders op de broers en zussen om voor hun broer of zus met autisme te zorgen is soms direct, soms verhuld aanwezig, maar vaak erg krachtig.

Het meest opvallende voor iemand met een broer of zus met autisme is dat er veel aandacht naar het kind met autisme uitgaat; zijzelf kunnen daardoor het gevoel krijgen minder belangrijk te zijn.

Een tweede element dat opvalt, is dat de broer of zus met autisme minder goed kan samenspelen. De speelleeftijd ligt vaak beduidend lager dan de kalenderleeftijd. Omdat kinderen buiten het gezin het kind met autisme soms verstoten en pesten, wordt er van het broertje en zusje verwacht dit te compenseren door met de broer of zus met autisme op te trekken. Daar heb je als broer of zus niet altijd zin in. Voor het kind met autisme is het hebben van een broer of zus een soort constante socialevaardigheidstraining die zeer bevorderlijk kan zijn voor het verder ontwikkelen. Ouders moeten echter extra zorg dragen dat de broer of zus aan zijn of haar eigen ontwikkeling toekomt en geen aandacht tekortkomt.

Voor een broer of zus kan het moeilijk zijn om vrienden en vriendinnen mee naar huis te nemen, omdat ook van hen verwacht moet worden rekening te houden met de broer of zus met autisme.

Gezin

Mensen met autisme kunnen een gezin stichten. Dit vraagt een extra inspanning van de partners, maar kan de relatie dieper doen ontwikkelen dan wanneer er geen autisme speelt. Wanneer er kinderen zijn, leidt het autisme echter dikwijls tot problemen. Kinderen vergen vanzelf veel van ouders en vergen veel van de relatie tussen ouders. Bij een partner met autisme betekent het een veel grotere inspanning, ook omdat kinderen de neiging hebben de rustige autistische patronen te verstoren. De emancipatie met haar eis van huishoudelijke taken delen, is voor veel mannen niet gemakkelijk, maar voor mannen met autisme vormt het een nog groter probleem.

Ook de zorg voor de kinderen is niet eenvoudig. Vrouwen met een mannelijke partner moeten al geregeld hun verwachtingen bijstellen omdat mannen minder geneigd en in staat zijn taken te combineren, maar bij een partner met autisme geldt dit nog sterker.

De drukte die een gezin met zich meebrengt, is strijdig met de onthaasting die iemand met autisme nodig heeft. In reactie daarop gaat de ouder met autisme druk leggen op de andere gezinsleden om rust te krijgen en de ouder zonder ASS gaat schipperen om de vrede te bewaren.

Een vader van een gezin met drie jongeren kwam uit zijn werk thuis, waar de kinderen met een aantal vrienden in de kamer zaten. Hij dacht dat hij 'sociaal' moest doen, dus ging bij de kinderen zitten. Hij kon echter bijna niet verdragen dat er zo-

> veel personen in de huiskamer zaten terwijl hij zo moe was,
> dus ging hij half afgekeerd van de jongeren zitten zonder iets te
> zeggen. Het gesprek tussen de jongeren viel gelijk stil omdat ze
> zich met de vader geen raad wisten. De vader was niet in staat
> om een gesprek te beginnen.

Een gezin is voortdurend in beweging. Het ziet er onrustig uit omdat
er altijd wel ergens iets ligt dat niet opgeruimd is. Steeds is er iemand
die wat van je verlangt of moet je iets meteen doen, zonder je even
terug te kunnen trekken. Dit is vaak erg belastend voor iemand met
autisme. Het belangrijkste is dat je bijna nooit tijd voor jezelf hebt en
als je wel tijd voor jezelf hebt, word je daarin voortdurend gestoord.
Dit kan tot escalaties leiden met fysiek en verbaal geweld. Als de kinderen volwassen worden en uit huis gaan, kan het geregeld terugke-
ren naar huis een probleem vormen voor de persoon met autisme.
'Uit huis gaan' is voor hen definitief. Het kan daarom des te lastiger
zijn voor een persoon met autisme om te gaan met een volwassen
kind dat weer een weekend thuis komt logeren en daarmee de routine, die is opgebouwd zonder het kind, verstoort. Ook kan het lastig
zijn te begrijpen dat de partner zonder autisme een houding heeft
van: mijn huis staat altijd open voor mijn kinderen (en kleinkinde-
ren); ze zijn altijd welkom!

Relatie

Voor mensen met autisme is het niet eenvoudig om tot een relatie te
komen. Dat wil niet zeggen dat ze daar niet naar verlangen. Dit verlangen kan zo groot zijn dat het obsessieve vormen aanneemt, en het
op stalken gaat lijken. Dat gedrag zie je ook wanneer mensen met
autisme zich afvragen hoe ze in contact moeten komen met iemand.

> Albert wil graag een vriendinnetje. Bij de bushalte ziet hij
> steeds, als hij de bus moet nemen, hetzelfde meisje dat hij wel
> leuk vindt. Hij blijft haar aanspreken, zonder de signalen op te
> kunnen pakken dat zij niet van zijn toenaderingen gediend is.

Hetzelfde gedrag kan op internet ontstaan. Mensen met autisme kunnen aanhoudend zijn en de signalen van afwijzing niet begrijpen.

Een relatie tussen mensen is een hele kunst. Het hoge percentage echtscheidingen maakt dat wel duidelijk. Relaties waar een van de partners autisme heeft, hebben te maken met een dubbel probleem, namelijk de moeite om een relatie goed vorm te geven, en dat het moeilijk is om te begrijpen wat een partner met ASS met zich mee-brengt. Een relatie vormgeven betekent een overgang van het snel elkaar begrijpen in de verliefde periode, via het ontdekken dat je el-kaar toch niet zo kent als je dacht, naar het langdurige proces van elkaar leren begrijpen. Een relatie betekent rekening houden met elkaar, aanvoelen wat er bij de ander speelt en je gedrag proberen aan te passen.

Bij een partner met autisme is het aanvoelen en de flexibiliteit van gedragsverandering in het algemeen lager dan bij mensen zonder autisme. De intentie aan te passen is in het algemeen groter: mensen met autisme doen meestal erg hun best. De bereidheid is meestal echter vele malen groter dan de mogelijkheid. Omdat het om schijn-baar onbelangrijke dingen gaat, heeft de partner zonder autisme moeite om te begrijpen, en vooral om te geloven dat het om onmacht gaat in plaats van om onwil.

Daarnaast is het zo dat de partner zonder autisme beperkt wordt in mogelijkheden om dingen samen te doen, zoals uitgaan of naar feestjes gaan, omdat de partner met autisme groepen mensen wil mijden. Ook is het zo dat de partner zonder autisme taken moet overnemen en een grotere aanpassing moet leveren dan aan het begin van de relatie verwacht wordt, en ook groter dan bij andere relaties het geval lijkt te zijn. De positieve aspecten van de relatie, zoals eerlijkheid en trouw, zijn groot, maar dreigen uit beeld te raken.

Diana vraagt psychologische hulp. Haar partner heeft autisme en dat is in hun relatie wel belastend, maar ze vindt zelf dat ze ook wel wat lastige kanten heeft. Ze houdt van haar man en zoekt hoe ze de relatie minder belastend kan maken. Haar vriendinnen vragen haar waarom ze bij hem blijft; hij is onmo-gelijk in de omgang, vinden zij. Diana weet hoe diep hun band is en hoe hij met een paar woorden haar met haar voeten op de grond kan zetten waardoor ze helemaal rustig wordt.

Vaak zijn het de partners van mensen met autisme die aan de bel trekken bij de hulpverlening omdat ze overbelast zijn. Ze zien in hun belasting alleen nog de negatieve aspecten en zeggen soms dat ze het gevoel hebben een kind te hebben, in plaats van een partner.
De partner met autisme is vaak de man, ook omdat wanneer het om een relatie gaat het om mild autisme gaat, waar mannen oververtegenwoordigd zijn. De vrouwelijke partner zonder autisme is dikwijls erg gevoelig, empathisch en zeer verbaal ingesteld. In feite zie je een patroon dat je vaker tussen mannen en vrouwen ziet, maar dan extremer. Tegen de tijd dat de hulpverlening ingeschakeld wordt, zijn de patronen in de relatie uit balans geraakt. Vaak gaat het op dat moment om een zeer welbespraakte vrouw en een murw geslagen man. De strijd tussen de partners ontaardt soms omdat de partner met autisme probeert te begrijpen wat er gezegd wordt en dat soms letterlijk neemt of het beredeneert en niet ingaat op het emotionele aspect. Vaak ook worden de zinnen van de een ondergesneeuwd door de golf van woorden van de ander.
Het eindeloos discussiëren om duidelijkheid te krijgen, kan de partner zonder autisme tot wanhoop drijven. Zij wil gewoon dat de ander aanvoelt hoe het zit en vaak is de partner zonder autisme veel zwakker in argumenteren dan de partner met autisme. Hierdoor moet de partner zonder ASS het onderspit delven, terwijl zij gevoelsmatig zeker weet dat het gelijk niet aan de kant van de partner met autisme zit. De partner met autisme wil niet zozeer gelijk krijgen, maar zien te begrijpen en komt met argumenten waardoor het meer een debat lijkt om het gelijk krijgen in plaats van de poging om duidelijkheid te krijgen.

Ellen en Joanne hebben al zeer lang een relatie. Ellen heeft autisme en is zeer intelligent, Joanne is intelligent en zeer gevoelig, ze wordt gemakkelijk overspoeld door emoties. Ellen gebruikt als leidraad in haar praten de logica, Joanne de emotie. Ze lijken soms mijlen uit elkaar te liggen. Joanne voelt zich aangevallen en Ellen weet niet hoe ze moet praten om dat weg te halen en is sprakeloos over de communicatie: 'Het lijkt wel alsof ze "rood" hoort als ik "blauw" zeg!'

Het kan helpen om de discussie gewoon te stoppen en niet helemaal proberen uit te redeneren, maar terug te gaan naar de intenties van beiden waar het meestal niet aan schort. De partner zonder autisme verwacht dat de ander zijn gevoelens en gedachten uit. Maar zeker voor mannen met autisme is dit te veel gevraagd. Ook voor iemand zonder autisme is het moeilijk precies in te schatten hoe iemand zich voelt en wat hij of zij nodig heeft. Dat is in een man-vrouwrelatie altijd in meer of mindere mate het geval en dat is voor de partner zonder autisme vaak niet duidelijk.

Een van de aspecten die erg veel afstemming vraagt van partners op elkaar is seksualiteit. Mensen verschillen enorm in hun seksualiteit, met name de lust en de neiging tot seksueel gedrag. Dat geldt in algemene zin, maar zeker voor mannen en vrouwen. Dat betekent dat een (heteroseksuele) relatie daar altijd een oplossing voor moet vinden in afstemming op elkaar. In een homoseksuele relatie ligt dat weer anders, daar is niet de afstemming zozeer het probleem maar de seksualiteit binnen de relatie houden (mannelijk) of in de relatie seksualiteit behouden (vrouwelijk). Mensen met autisme hebben vaak een lager dan gemiddelde seksuele drift.

Johan is homoseksueel en woont langdurig samen met zijn vriend. Johan heeft autisme. Hij vertrouwt de hulpverlener toe: 'Bij ons ben ik degene die hoofdpijn heeft en niet wil vrijen.'

Wanneer het om een man met autisme gaat in een relatie met een vrouw, kan een wat lagere seksuele drift zelfs een voordeel betekenen. Het afstemmen op elkaar in heteroseksuele relaties is zonder dat er sprake is van autisme al een hele taak. Als de man autisme heeft, dan is het lezen en aanvoelen van de zo vaak dubbele signalen van de vrouw een schier onmogelijke opgave. Dit leidt vaak tot ernstige problemen. De wanhoop bij mannen kan gemakkelijk omslaan in agressie in dat geval, de wanhoop van vrouwen in labiliteit en psychosomatische klachten. Communiceren over seksualiteit is altijd belangrijk, maar misschien nog belangrijker in een relatie waar autisme speelt.

> Elisa heeft autisme. Ze is verliefd geworden en getrouwd. Verbijsterd en geschokt vraagt ze haar hulpverlener wat er aan de hand is. Ze is drie maanden na haar huwelijk plotseling haar lust kwijt. In plaats van zich verbergen en toneel te spelen, roept Elisa dat ze het gevoel weer terug wil krijgen.

Seksualiteit ontwikkelen is niet eenvoudig. Seksuele voorlichting lijkt overal beschikbaar, zoals op internet, maar is vaak beperkt. Zeker in het leven van mensen met autisme schiet die voorlichting tekort, omdat het gevoelsmatige en sociale aspect in de voorlichting vaak ontbreekt. Een belangrijk deel van je seksuele vorming haal je als kind en als puber bij leeftijdgenoten. Omdat de omgang met leeftijdgenoten moeizaam is, schiet ook de kennisontwikkeling van seksualiteit tekort bij jongeren met autisme. Internet is een ook voor mensen met autisme gemakkelijk beschikbare bron, de betrouwbaarheid van de informatie is echter laag. Dat moet een mens inschatten via ervaring en kennis die hij of zij heeft gekregen van betrouwbare mensen in de omgeving, en ook daar heeft de mens met autisme vaak een extra achterstand. Ook dit element zit het vormen en vormgeven van relaties voor mensen met autisme in de weg.

Rekening houden met elkaar en elkaar aanvoelen, is in een relatie een levenswerk. Het gedeelte van het probleem in een heteroseksuele relatie dat veroorzaakt wordt door man-vrouwverschillen is echter groter dan de 'kop' die er bovenop komt door het autisme.

Wonen

Het zelfstandig, alleen wonen is voor veel mensen met ASS de gebruikelijke situatie. Dat zelfstandig wonen niet voor iedereen even vanzelfsprekend is, blijkt soms pas als iemand de stap gaat zetten en het niet gaat zoals het zou moeten gaan. Zelfstandig wonen betekent op tijd opstaan voor je werk of opleiding, je rekeningen betalen, je huishouden doen, zorgen dat je gezond blijft door goed te eten en je persoonlijke hygiëne te onderhouden. Zelfstandig wonen betekent contact onderhouden met je omgeving. De aandacht en energie die uitgaan naar deze taken moeten in evenwicht zijn met de rest van de levenstaken zoals werk, opleiding, relaties en vriendschappen. Bij mensen met autisme is dit evenwicht zelden aanwezig. Het wonen en alle taken die daarbij horen, kan iemand met autisme zoveel energie kosten dat er onvoldoende overblijft voor andere zaken.

> John kwam 's ochtends altijd in tijdnood. Hoe vroeg hij ook opstond, de taken die 's ochtends gedaan moesten worden, overspoelden hem. Omdat hij een zeer intelligente jongeman was, kwam niemand op het idee hem te helpen ordenen wat er gedaan moest worden.
> Dit gebeurde pas toen hij zijn therapeut heel concreet vroeg hoe lang hij moest douchen. Het concrete antwoord hielp hem enorm. Niet alleen kon hij de tijd gemakkelijker ordenen, maar hij voelde zich niet meteen aan het begin van de dag al onzeker of hij het goed deed. De informatie gaf hem houvast.

Daarnaast kan het 'allergisch voor moeten' parten spelen en kan de hoeveelheid van taken verlammen. Ook treedt er vermoeidheid op bij het constant moeten onthouden van de taken die gedaan moeten worden. In het socioschema worden al die elementen niet vanzelf-sprekend ingevuld en moeten mensen met autisme vaak veel meer inspanning leveren om een simpele taak te vervullen. Het kan dan helpen om met een prikbord te werken waarop alles staat wat moet gebeuren.

Iemand kan vanuit zijn autisme te veel aandacht aan al deze taken besteden doordat hij bijvoorbeeld niet kan beslissen wanneer iets voldoende afgerond is. Mensen met autisme hebben pas rust als alles precies in orde is. Dit heeft twee redenen: de eerste is de onzekerheid over wanneer iets goed is, en de tweede – belangrijkste – reden is dat het herhalen van gedrag rust brengt en de angst en gejaagdheid doen verminderen.

> Mark bleef eindeloos controleren of hij al zijn deuren en ramen had afgesloten voordat hij naar zijn werk ging. Dit kostte hem steeds meer tijd en hij kwam steeds vaker te laat op zijn werk. Hierdoor kwamen er problemen op zijn werk. Zijn baas had hier uiteindelijk geen begrip meer voor.
>
> Toen Mark naar een meer beschermde woonomgeving ging, met meer begeleiding, namen de handelingen veel minder tijd in beslag en kon hij gewoon weer op tijd naar zijn werk. De verantwoordelijkheid voor het voeren van zijn eigen huishouden was hem te zwaar geweest. Door deze last te verlichten, kon hij op andere gebieden weer beter functioneren.

Een ander probleem op het gebied van wonen, kan liggen op het structuur aanbrengen en overzicht houden over alle dingen die moeten gebeuren om het eigen huishouden draaiende te houden. Het huishouden kan verslonzen en de administratie wordt niet bijgehouden, waardoor rekeningen niet worden betaald. Vaak is er een professionele ondersteuning nodig, waarbij het belangrijk is dat deze aansluit bij de wensen en mogelijkheden van degene met autisme. Ook kan mantelzorg ondersteuning bieden. Mantelzorgers zijn mensen uit de directe omgeving van de mens die zorg behoeft, dikwijls directe familie, vooral ouders. Ondersteuning door de directe omgeving (ouders) kan ook leiden tot conflicten tussen de beide partijen. De persoon met autisme kan behoefte hebben aan zijn eigen (manier van) leven en vindt dan dat anderen zich bemoeien met zijn zaken. Dit is met name tussen 20 en 30 jaar het geval, als ze nog onvoldoende ervaren hebben het niet zonder hulp te kunnen redden, autistische puberteitsjaren. De mantelzorger kan zorg hebben over het persoonlijk welzijn van de persoon met autisme en zich vanuit die goedbedoelde zorg te extreem bemoeien met het leven van de ander. De vraag is in hoeverre iemand zelf kan en mag bepalen hoe hij wil leven en wanneer de omgeving moet beslissen om in te grijpen. In het kader van het experimenteren met zelfstandigheid kan iemand met autisme zijn omgeving erg afhouden. Soms is het niet eenvoudig te doorgronden wat de achtergrond van het afhoudende gedrag van de mens met autisme is.

Tjitske had een uitstekende relatie met haar ouders. Ze ging zelfstandig wonen en na verloop van tijd keerde zij zich enorm af van haar ouders. Haar gedrag naar haar ouders werd bizar. Ze wilde haar ouders laten verdwijnen en stuurde 'giftige' pakjes. Voor de ouders was dit verbijsterend; hun relatie was altijd goed geweest en nu leken ze in een nachtmerrie terecht te zijn gekomen.
De werkelijkheid was dat Tjitske door het zelfstandig wonen enorm angstig was geworden. Haar ouders waren altijd haar steun en toeverlaat geweest en omdat ze al op leeftijd waren, was ze doodsbenauwd dat ze zouden sterven. In haar paniek ontstond haar idee het overlijden van haar ouders 'maar achter de rug te hebben' en haar ouders te laten sterven. Het wachten op het onafwendbare onheil was onverdraaglijk voor haar.

Als je zelfstandig woont, heb je te maken met het onderhouden van gewone contacten in de buurt. Voor de persoon met autisme is dit niet altijd even gemakkelijk. Moet je iemand binnenlaten die een kopje suiker komt vragen, of niet? Tegen wie zeg je gedag en wat betekent het als je buurman je in de ochtend niet ziet staan? Vindt hij je niet aardig of is hij nog niet wakker?
Mensen met autisme die geen dagbesteding hebben, komen in de verleiding om hun dag-nachtritme om te draaien. Soms wordt het als prettiger ervaren om in de nacht wakker te zijn. Het is dan veel rustiger. De overgang van de dag naar de nacht kan een moeilijk moment zijn waardoor ze dat steeds meer gaan uitstellen en steeds meer 's nachts gaan leven. In de nacht moet er echter rekening gehouden worden met geluiden die gemaakt worden. Soms is dit voor mensen met autisme moeilijk, omdat ze zich niet bewust zijn van het lawaai dat ze maken.

Mark ging midden in de nacht het slot van zijn schuurtje controleren. Hij rammelde dan erg hard aan de deur van de schuur om er zeker van te zijn dat de deur dicht was. Voor de omwonenden was dit enorm storend, omdat het erg veel lawaai in de nacht maakte.

Opleiding

Een opleiding volgen verlangt veel zelfstandigheid. De mate van zelfstandigheid is afhankelijk van het soort opleiding. Dit zelfstandig werken betekent ook de planning van de studie verzorgen. Bij deze taken spelen de EF's, de executieve functies, een belangrijke rol. Voor mensen met autisme is het moeilijk om het overzicht te houden en zelfstandig verantwoordelijkheid over hun studie te dragen. Vaak leunen ze daarom sterk op de docenten. Ze vragen veel steun en proberen hun onzekerheid het hoofd te bieden door alle details te bespreken. Voor de docenten is dit dikwijls een lastige situatie. Hun uren zijn berekend op een gemiddelde vraag om begeleiding en mensen met autisme overschrijden die vraag al snel. Bovendien is het zo dat de hulp die ze vragen, afwijkt van de gebruikelijke hulpvraag. Voor een docent lijkt de vraag onbelangrijk, over een detail te gaan, maar voor de mens met autisme is hij van groot belang. Hij kan soms niet slapen van een vraag, waar een ander niet eens een probleem ziet.

Het leren uit studieboeken betekent dat je hoofd- en bijzaken van elkaar moet onderscheiden. Op school is tekst verklaren voor hen daarom vaak moeilijker dan wiskunde. De vertaling van de theorie naar de praktijk is voor mensen met autisme meestal moeilijk. Daarnaast vraagt de omgang met leerlingen en leerkrachten veel inzicht in sociale interactie. Mensen met autisme beschikken meestal niet over voldoende kennis en inzicht om de fijnmazige verschillen van met elkaar omgaan aan te kunnen. Tijdens een opleiding kan dat betekenen dat ze geïsoleerd raken en problemen hebben met de afwijzing die ze meemaken. Het vraagt van de begeleiders van de opleiding een actief beleid om dit isolement te doorbreken.

Werk

Afhankelijk van de mate van autisme kan de werksituatie veel vergen van de mens met autisme. Mensen met autisme zijn over het algemeen zeer nauwgezet en willen hun werk goed doen. De inschatting van wanneer iets goed is, is voor hen echter moeilijk te maken. Ze kunnen erg onzeker worden, met als gevolg dat ze regelmatig vragen of iets goed is. Dit kan bij collega's en de werkgever tot irritaties leiden.

Een ander aspect van werk is de omgang met collega's en klanten. De mate van ontwikkeling van sociale vaardigheden en mogelijkheid tot inschatten van sociale interactie speelt hierbij een grote rol.

Paula werkt op een kantoor waar veel klanten naartoe bellen. Zij moet dan de telefoon opnemen en soms een klant doorverbinden. Ze vindt het moeilijk om in te schatten wanneer ze kan zeggen dat iemand naar het toilet is of wanneer ze moet zeggen dat iemand even niet telefonisch bereikbaar is. Ze weet wel dat je hiermee, afhankelijk van de situatie, anders om moet gaan, maar heeft moeite met de inschatting ervan.

Op het werk is de structuur maar deels duidelijk. Er wordt van mensen verwacht dat ze inzicht hebben in werk dat gedaan moet worden en dat ze initiatief vertonen om dat werk te doen. Mensen met autisme zien dingen vaak over het hoofd omdat ze niet met twee dingen tegelijk bezig kunnen zijn en verward raken van de hoeveelheid taken. Het kost hen ook meestal langer om taken volgens een bepaalde routine te kunnen gaan doen. Ze moeten lang geconcentreerd blijven opletten wat er gedaan moet worden voordat een taak een gewoonte wordt. Het gevolg is dat ze weinig flexibel zijn omdat ze zich moeten concentreren en ze moeite hebben om een verandering in hun routine in te passen. Daarom is het ook lastig om allerlei nieuwe dingen tegelijk te doen. Om iets nieuws in te passen, moeten ze nieuwe onderwerpen na elkaar uitvoeren en hebben ze langere tijd nodig om de taken tot een routine te laten worden. Bij het leren van nieuwe taken is het raadzaam maar één taak tegelijk te leren.

Bij de zwakke kanten horen ook sterke kanten: de moeite die mensen met autisme kunnen hebben in hoofd- en bijzaken te onderscheiden, zorgt ervoor dat ze ook een scherp oog voor detail hebben. Dit talent dat sommige mensen met autisme hebben, maakt ze uitzonderlijk geschikt voor banen die veel precisie vragen. In Denemarken, en ook in Nederland, zijn bedrijven gestart om mensen met autisme met dit talent in de ICT werkzaam te kunnen laten zijn.
Werkgever zijn van iemand met autisme betekent dat je de bereidheid moet hebben flexibel om te gaan met de organisatie van het werk, de taken die uitgevoerd moeten worden en de manier waarop opdrach-

ten aangeleverd worden. Als dat lukt, blijkt de persoon met autisme meestal iemand te zijn die secuur en consciëntieus werkt, betrouwbaar is en zich aan afspraken houdt, iemand die oog heeft voor detail en op de hoogte is van de regelgeving die van toepassing is in het bedrijf.

Het vinden van een betaalde baan lukt niet iedereen met autisme. Als ze werk vinden is dat zelden werk dat bij hun niveau hoort, passende arbeid schijnt slechts voor ongeveer 4% te zijn weggelegd. Op het werk heb je vaardigheden op verscheidene gebieden nodig zoals sociale contacten, informatieverwerking, planning. Er zijn vaak aanpassingen nodig in het werk. Deze aanpassingen gaan vooral over rust en structuur bieden en de stress van verwachtingen en onverwachte taken te verminderen.

Traagheid van informatieverwerking en langzamer werken dan andere mensen is een probleem waar mensen met autisme in hun werk tegenaan kunnen lopen. De kwaliteit van het werk is heel goed, de kwantiteit minder goed tot problematisch. Voor sommige werkzaamheden kan dit nodig zijn.

De oplossing van het werkprobleem kan zijn om een geschikte werksoort te kiezen. Mensen met autisme willen dikwijls verzorgende beroepen uitoefenen waarin ze andere mensen kunnen helpen. Het is echter bij uitstek de werksoort waar een beroep wordt gedaan op sociale interactie. Als een verpleegster een ziekenhuiszaal opkomt, moet ze binnen enkele seconden inschatten welke patiënt het eerst aandacht nodig heeft. Om dit te kunnen bepalen, moet ze gebruikmaken van de informatie die ze heeft over de achtergrondgegevens van de patiënt, het beloop van de ziekte en wat ze daarover aan algemene kennis heeft, de recente gebeurtenissen en het beeld wat ze op dat moment heeft van de patiënt zoals hij in zijn bed ligt. Mensen met autisme hebben meer tijd nodig om een dergelijk beeld te kunnen maken. Een ander aspect van verzorgende beroepen is dat er veel samengewerkt moet worden. Je moet weten wat je collega doet of wat je ervan kunt verwachten. Voor mensen met autisme is dit een extra moeilijkheid.

> Ria loopt stage in een instelling voor lichamelijk gehandicapte mensen. Ze ziet wel aan de patiënten dat er wat is, maar kan niet beoordelen wat er aan de hand is en hoe ze moet handelen. Ze realiseert zich op een gegeven moment wel dat ze informatie zou moeten verzamelen (overdrachtsgegevens lezen, collega's om informatie vragen) om tot een beeld te komen, maar ze kan dit niet toepassen in de praktijk. Alleen achteraf kan ze zich een juist beeld vormen. Omdat het haar niet lukt zich hierin te ontwikkelen, moet ze stoppen met haar stage.

Het schakelen tussen verschillende werksoorten kan tot problemen leiden. Administratief werk doen en tussendoor de telefoon moeten opnemen, kan een probleem vormen. Mensen met autisme hebben meer tijd nodig om terug te keren naar hun oorspronkelijke taak en maken daardoor meer fouten als ze die tijd niet krijgen.

Werk betekent voor iemand met autisme en zijn omgeving een mengeling van zeer positieve en lastige kenmerken en een groter appel op begeleiding door de omgeving.

Vrije tijd

Meestal wil iemand met autisme zijn vrije tijd alleen doorbrengen. Steeds vaker is de computer een belangrijke vrijetijdsbesteding. Problemen met de omgeving doen zich meestal pas voor wanneer de vrije tijd in groepsverband wordt doorgebracht. Als dit in gestructureerd verband plaatsvindt, bijvoorbeeld een schaakclub, is duidelijk wat er verwacht wordt, hoe het zal verlopen en zal de mens met autisme bij een dergelijke vrijetijdsbesteding niet op veel weerstand stuiten.
Als men de mens met autisme mogelijkheden aanbiedt en zelf laat kiezen welke vrijetijdsbesteding hij wil, is de kans groot dat het niet een activiteit in groepsverband zal zijn, maar ook dat het idee niet omgezet zal worden in daden. Het kenmerk van vrijetijdsbesteding is dat het niet verplicht is en er geen druk op iemand staat. In groepsverband zijn echter verplichtingen en ontstaat altijd een onderlinge druk. Voor mensen met autisme is dit een reden om geen activiteiten in groepsverband te kiezen.

De weerstand tegen verandering en nieuwe dingen kan de mens met autisme ook belemmeren in het ondernemen van nieuwe activiteiten in de vrije tijd. Het kan zijn dat iemand wel behoefte heeft activiteiten te ondernemen of op vakantie te gaan, maar de eerste stap hiertoe niet durft te zetten. Hierin kan de omgeving stimulerend en steunend zijn.

Vrije tijd is bij uitstek de plek waar contact gelegd kan worden met leeftijdgenoten. Bij mensen met autisme loopt ook dat niet altijd vanzelf. In diverse regio's van Nederland bestaat er daarom de mogelijkheid een soos te bezoeken voor mensen met autisme. Op de soos zijn vrijwilligers aanwezig die het leuk vinden een dergelijke activiteit te begeleiden en die er bijvoorbeeld voor zorgen dat nieuwkomers goed opgevangen worden. Er worden diverse activiteiten georganiseerd zoals disco, spelletjesavonden, praatavonden, gourmetavonden of activiteiten elders (bowlen, poolen, picknicken). Mensen die naar de soos gaan, hebben de ervaring dat ze daar zichzelf kunnen zijn en zich niet anders en buitengesloten voelen. Informatie over een soos in de buurt is te vinden op de site van de Nederlandse Vereniging voor Autisme of op de startpagina's van autisme op internet.
Ook voor vakantie en groepsreizen zijn er aangepaste mogelijkheden voor mensen met autisme. Georganiseerd lotgenotencontact is ook mogelijk via het PAS (Personen uit het Autismespectrum).

Aandachtspunten bij hoofdstuk 4
- **Autisme is voor iemand die het heeft niet zo'n probleem; het is vooral in contact met de omgeving dat de problemen zich voordoen.**
- **Iemand met autisme kan een enorm beroep doen op zijn omgeving. Het vraagt veel geduld en acceptatie dat iemand echt anders is dan je denkt.**
- **Opvoeding betekent een proces van bescherming naar zelfstandigheid en loslaten. Loslaten is een werkwoord. Het evenwicht tussen zelfstandigheid geven, beschermen en begeleiden, is bij kinderen en jongeren met autisme zo moeilijk omdat de leeftijd waarop de overgang naar zelfstandigheid komt, moeilijk in te schatten is.**
- **Vaders en moeders hebben een verschillende rol in de opvoeding van hun kind. Als een kind onbegrijpelijk en moeilijk gedrag vertoont, zullen beide ouders extremer worden in hun gedrag. Moe-**

ders kunnen soms te veel gaan beschermen, vaders kunnen soms te veel zelfstandigheid van een kind eisen. Hierdoor kan strijd tussen de partners ontstaan die tot relatieproblemen leidt en zelfs tot scheiding.

– Een goed advies voor ouders is: de moed niet opgeven en blijven vertrouwen in vooruitgang bij je kind. Dat geeft het kind ook rust.

– Kind zijn van een ouder met autisme betekent dat je opgroeit in een bijzondere opvoedingssituatie. Kinderen moeten leren omgaan met de ouder en leren accepteren dat hun ouder niet hetzelfde is als de gebruikelijke ouders.

– Voor een kind met autisme is het hebben van een broer of zus een soort constante socialevaardigheidstraining en zeer bevorderlijk voor het verder ontwikkelen. Ouders moeten echter extra zorg dragen dat de broer of zus aan de eigen ontwikkeling toekomt en geen aandacht tekortkomt.

– De emancipatie, met haar eis van huishoudelijke taken delen, is voor veel mannen niet gemakkelijk haalbaar, maar voor mannen met autisme vormt het een nog groter probleem.

– Een relatie tussen mensen is al een hele kunst. Relaties waar een van de partners ASS heeft, hebben te maken met een dubbel probleem: de taak een relatie goed vorm te geven en leren wat autisme met zich meebrengt.

– Rekening houden met elkaar en elkaar aanvoelen, is in een relatie een levenswerk. Het gedeelte van het probleem in een heteroseksuele relatie dat veroorzaakt wordt door man-vrouwverschillen is groter dan de 'kop' die er bovenop komt door het autisme.

– Zelfstandig wonen brengt diverse taken met zich mee. De aandacht en energie die uitgaan naar deze taken moeten in evenwicht zijn met de rest van de levenstaken. Bij mensen met autisme kan dit evenwicht verstoord zijn.

– Een opleiding vraagt veel zelfstandigheid van een student. Voor mensen met autisme is het moeilijk om een overzicht te houden en zelfstandig de verantwoordelijkheid over de studie te dragen.

– Mensen met autisme zijn in een werksituatie vaak zeer consciëntieus en willen hun werk goed doen. De inschatting van wanneer iets goed is, is voor hen echter vaak moeilijk te maken.

- De moeite die mensen met autisme kunnen hebben om hoofd- en bijzaken te onderscheiden, zorgt ervoor dat ze ook een scherp oog voor detail hebben. Dit talent maakt ze soms uitzonderlijk geschikt voor banen die veel precisie vragen.
- De meeste mensen met autisme hebben moeite werk te vinden en slechts een zeer gering aantal vindt werk dat op passend niveau is. Ze moeten het vaak opbrengen om zeer ver beneden hun niveau te werken.
- Werk betekent voor iemand met autisme en zijn omgeving vaak een mengeling van zeer positieve en lastige kenmerken en een groter appel op begeleiding door de omgeving.
- De vrijetijdsbesteding zal minder problemen voor de omgeving opleveren, omdat de mens met autisme vaker solitaire keuzes zal maken. De weerstand tegen verandering en tegen nieuwe dingen kan hem of haar echter ook belemmeren in het ondernemen van nieuwe activiteiten in de vrije tijd.

Welke behandelingen en begeleidingsmogelijkheden bestaan er?

Autisme is een stoornis waarvan de oorzaak door aanleg bepaald is. Het feit dat het door de aanleg bepaald wordt, betekent nog niet dat je er niets aan kunt doen. Autisme kan niet genezen worden, maar door behandeling en begeleiding kan iemand met autisme zelf beter leren omgaan met de omgeving en door een aanpassing in de omgeving kan iemand met autisme daarin beter functioneren.
Specifieke behandelingen en begeleidingen voor kinderen en volwassenen met autisme die op deze doelen gericht zijn, worden voortdurend ontwikkeld.

Behandeling kan gericht zijn op:
- het leren omgaan met de problematiek;
- het schaven van het gedrag/leren van vaardigheden;
- het stimuleren van de ontwikkeling;
- het vergemakkelijken van de omgang met kinderen en volwassenen met autisme;
- het verlichten van taken;
- het structureren van de situatie om het gedrag binnen werkbare grenzen te houden;
- acceptatie en rouwverwerking.

Soms kan een tijdelijke hulp voldoende zijn, maar meestal is bij autisme een structurele ondersteuning nodig en is er sprake van zeer langdurige hulp en langdurige ondersteuning door familieleden.

Een vertraagde ontwikkeling

Uitgaande van een vertraagde ontwikkeling is het mogelijk om de ontwikkeling te stimuleren. Naast een vertraging op sommige gebieden is er echter ook vaak sprake van een versnelde ontwikkeling op andere gebieden. Iemand met autisme stelt de ander hierdoor dikwijls voor raadsels.

De reikwijdte van de mogelijke ontwikkeling hangt in belangrijke mate af van de ernst van het autisme, van de wijze waarop hier tijdens het opgroeien mee is omgegaan, van de mate waarin op de juiste wijze ingespeeld kan worden op het spectrum aan mentale leeftijden binnen een persoon (MASiP) en van de mate waarin juiste omstandigheden gecreëerd kunnen worden om de ontwikkeling te optimaliseren.

Voor kinderen zijn de behandelmogelijkheden het verst ontwikkeld. In het begin lag de nadruk op de rol van de ouders, speciaal die van de moeder en werd de behandeling erop gericht de opvoeding te veranderen. De reden was dat de oorzaak van autisme indertijd bij de ouders gezocht werd. Vervolgens stond het structureren van de situatie hoog in het vaandel. De achtergrond hiervan was dat de weerstand tegen verandering angst en agressie opriep bij kinderen met autisme en structuur leek te helpen om de situatie meer voorspelbaar te maken voor het kind. Hierdoor konden escalaties voorkomen worden.

Inmiddels is de aandacht vooral gericht op het zoeken naar de ontwikkelingsmogelijkheden.

De hulp aan volwassenen is nog onvoldoende ontwikkeld. Vanuit het socioschema ligt het accent voor de behandeling op het ontwikkelen van denkkaders. Hierdoor kunnen de elementen die voor iemand met autisme als losstaande details worden ervaren, geplaatst worden en zo begrepen worden. Het gedrag van mensen met autisme generaliseert daardoor niet eenvoudig, en wordt niet zo gemakkelijk toegepast op andere situaties als ze geen kaders hebben waarbinnen ze gedrag kunnen plaatsen.

Omdat de ontwikkeling bij mensen met autisme op allerlei gebieden vertraagd verloopt, kan een volwassene gedrag vertonen dat bij een jong kind hoort.

Er bestaat een handige vuistregel om te ontdekken wat de mentale leeftijd van iemand met betrekking tot een bepaald onderwerp is en of we te maken hebben met een vertraagde ontwikkeling op dat gebied:

We nemen het gedrag wat ons verbaast – het gaat dan vaak om hardnekkig gedrag dat niet gemakkelijk stuurbaar is – en passen daarop de volgende regel toe:

Dit is heel normaal gedrag op de leeftijd van ... .

Hierdoor weten we waar we moeten aansluiten en wat we kunnen uitleggen. Het is vaak verbazend hoe jong we uitkomen. Het is bepaald geen uitzondering om bij een intelligente volwassen man met autisme met betrekking tot een bepaald gedrag uit te komen op bijvoorbeeld anderhalf of twee jaar. We zijn er niet op bedacht dat een zo intelligent iemand, soms intelligenter dan wij op vele gebieden, toch zo'n enorme achterstand kan hebben op een ander gebied. De hulp of begeleiding die gegeven moet worden, is namelijk in feite de manier waarop we kinderen op die leeftijd begeleiden op dat gebied. De oplossingen die bij die mentale leeftijd horen, zijn de instrumenten waarmee de ontwikkeling gestimuleerd kan worden en waardoor vertraging soms zeer enorm ingelopen kan worden.
Het betekent dat vele aspecten veel verder ontwikkeld kunnen worden dan we voorheen dachten. Wel moeten we er ons van bewust zijn dat de rijping een grens kent en dat er geen 'genezing' kan plaatsvinden, hoewel de ontwikkeling soms zo ver kan doorgaan dat het autistische dat eerst zo op de voorgrond stond slechts een veel minder belangrijke rol gaat spelen.
Nog niet iedere behandelaar hanteert dit perspectief van een vertraagde ontwikkeling.

Behandeling

De behandeling die nodig is voor mensen met autisme hangt van verschillende factoren af. In eerste instantie hangt het af van de aard van het autisme, de leeftijd en de aard en ernst van de problematiek. Belangrijk is de omgeving waarin een kind opgroeit of waarin een volwassene met autisme functioneert. Ook de visie van de hulpverlener op autisme speelt een belangrijke rol. Een behandeling kan ervoor zorgen dat het functioneren van iemand enorm verbetert en zelfs dat de autistische kenmerken minder op de voorgrond komen te staan.

Elke behandeling of begeleiding staat of valt bij de samenwerkingsrelatie tussen hulpverlener, de cliënt en zijn of haar omgeving. Een respectvolle, vriendelijke houding van de hulpverlener, die zich bescheiden opstelt als begeleider in plaats van als de deskundige die leidt, is zeer bevorderlijk voor de ontwikkeling van de cliënt. Een begeleider zal in eerste instantie de kracht, de kennis en het inzicht van de cliënt en zijn omgeving moeten aanspreken.

Hulp kan een algemeen doel hebben, of heel specifiek. Behandeling kan gericht zijn op specifieke problemen (depressie, dwangklachten, e.d.) en wordt dan geboden vanuit een ggz-instelling. Begeleiding kan geboden worden in en gericht op een specifiek leefgebied of een vaardigheid (taalontwikkeling, onderwijs, werk, wonen, e.d.). Omdat autisme ingrijpt op diverse levensgebieden van iemand, zal er vaak hulp nodig zijn in diverse levensgebieden. Het is belangrijk dat de diverse hulpverleners en begeleiders contact met elkaar hebben en de hulp op elkaar afstemmen. Om de hulp te coördineren en op elkaar af te stemmen, kan het goed zijn als een casemanager de hulp rondom de persoon met autisme coördineert.

Psycho-educatie

Omdat ASS een ingewikkelde problematiek is, die zich ook niet in zichtbare elementen uit, is psycho-educatie belangrijk. Als bij volwassenen de diagnose autisme wordt gesteld, kan dat een opluchting betekenen. Al jaren is men tegen bepaalde problemen aangelopen en door het stellen van de diagnose vallen dingen soms eindelijk op hun plek. Het stellen van de diagnose kan ook vervelende gevoelens oproepen. Iemand kan het gevoel hebben gediskwalificeerd te worden of minderwaardig aan anderen te zijn. Je blijkt ineens een stoornis te hebben die blijvend is. Het betekent ook in zekere zin een rouwproces, ook voor de omgeving van iemand met autisme, omdat de toekomst misschien minder verandering zal brengen dan gehoopt werd.

Na de diagnose kunnen er vragen komen als: wat is autisme nu precies? Blijf ik er mijn hele leven last van houden? Hoe erg heb ik het eigenlijk? Wat betekent dit voor mijn werk of voor mijn school? Hoe leg ik aan andere mensen uit wat ik heb? Hoe doen andere mensen met autisme dat? Welke problemen ervaren zij?

Als de diagnose gesteld is, weet je vaak nog niet wat je precies hebt en wat het voor je kan betekenen. Individueel of in een groep kan daarover informatie gegeven worden: psycho-educatie, voorlichting over de betekenis van autisme voor de mens en zijn omgeving. Het voordeel van psycho-educatie in een groep is dat er ervaringen met anderen uitgewisseld kunnen worden. Psycho-educatie wordt meestal gegeven in de GGZ-instelling of aan een universitair centrum waar ook de diagnose gesteld is.

Ouderbegeleiding

De familie speelt in de begeleiding van mensen met autisme een zeer belangrijke rol. Dit zijn meestal de ouders, vooral de moeder. De familie blijft structureel aanwezig als noodzakelijke hulp bij de meeste mensen met autisme. Als de ouders een minder belangrijke rol gaan spelen, is dat vaak omdat een partner die rol heeft overgenomen. Loslaten van een kind is moeilijk voor elke ouder. Als er sprake is van autisme kan dat extra moeilijk zijn, omdat de ouder weet dat hun kind nog niet zo zelfstandig is als zijn of haar leeftijdgenoten. Het overdragen van de begeleiding aan hulpverleners kan voor ouders erg zwaar zijn. Ze willen dat hun kind de ideale hulp krijgt, met alle voordelen van de thuisbegeleiding en zonder de nadelen; maar dat is niet haalbaar. Voor hulpverleners is het soms lastig om de nood van de ouders te horen, maar te moeten roeien met de riemen die er zijn.

Ook worden ouders geconfronteerd met hulpverleners die hun kind niet zo goed begrijpen als zij dat zelf doen. Ze worden bijvoorbeeld gevraagd te accepteren dat een woonvoorziening fouten maakt in de omgang met hun kind; fouten die ze zelf nooit zouden hebben gemaakt. Ze moeten leren accepteren dat hun kind niet de beste, maar de best mogelijke zorg krijgt en niet de beste zorg zoals zij die zelf zouden bieden. Voor ouders is het soms moeilijk zich niet te bemoeien met de individuele behandeling van hun zoon of dochter. Ze hebben zelf altijd alle zorg in handen gehad en zouden graag willen dat de hulpverlener net zo (zorgvuldig) met hun zoon of dochter omgaat als zij zelf doen. Soms zijn ouders moe en moedeloos, kunnen ze zelf niet meer verder en stellen veel te hoge eisen aan de hulpverlening. Voor de hulpverlener is het belangrijk zich te realiseren dat er niet alleen de relatie hulpverlener-cliënt is, maar dat die cliënt ook in relatie tot zijn of haar ouders staat.

Ouders kunnen in de behandeling van de volwassene met autisme een informatiebron vormen voor de behandelaar. Mensen met autisme nemen graag hun moeder mee naar de huisarts. Mensen met autisme kunnen vanuit zichzelf meestal niet goed een hulpvraag formuleren of kunnen de problemen waar ze tegenaan lopen niet altijd goed onder woorden brengen. Zo lijkt het soms alsof ze geen hulpvraag hebben.

Gespreks- en gedragstherapie

Voor mensen met autisme is de gesprekstherapie een situatie waarin de denkkaders van iemand met autisme onderzocht kunnen worden en waar geprobeerd kan worden de ontbrekende denkkaders op te sporen en aan te brengen, waardoor de ontwikkeling een stap verder gebracht kan worden.

Met behulp van cognitieve gedragstherapie kunnen denkkaders ontwikkeld worden die het gedrag plaatsen in een breder kader en daarmee ook meer stuurbaar maken.

Door middel van (cognitieve) gedragstherapie kunnen ook dwanghandelingen of agressie behandeld worden.

Veel gedrag van mensen met autisme wordt door angst gestuurd. Hierdoor raken veel elementen 'geassocieerd', vastgeplakt aan het angstonderwerp wat zich uitbreidt als een olievlek. Dit kan tot dwanghandelingen, obsessies en rituelen leiden die het leven ernstig belemmeren. Het vinden van alternatieven die niet hinderlijk zijn voor het maatschappelijk functioneren en het dagelijkse leven (bewegen, hersenen stimuleren constructief te denken), kan een belangrijke bijdrage zijn van de behandeling voor mensen met autisme.

Voor kinderen is de gedragstherapeutische techniek van de DTT (Discrete Trial Training) ontwikkeld. Hierbij wordt gedrag in kleine stapjes gevormd. Via ABA (Applied Behavior Analysis) wordt een analyse van het bestaande gedrag gemaakt en wordt onderzocht hoe dit om te vormen zou zijn in meer gewenst gedrag. Het gaat dan echter vaak om kinderen met autisme met een verstandelijke beperking en ernstig problematisch gedrag.

Socialevaardigheidstraining

Omdat mensen met autisme grote problemen hebben met sociale interactie wordt vaak gedacht aan socialevaardigheidstraining. Het succes van een socialevaardigheidstraining hangt af van de mate waarin de vaardigheden in een denkkader worden geplaatst, zodat de persoon met autisme ze kan vertalen naar nieuwe situaties; anders blijft het eerder het leren van 'trucjes' die dan te pas en te onpas gebruikt worden.

Mensen met autisme vinden het dikwijls prettig om een socialevaardigheidstraining te herhalen zodat ze de kennis verdiepen en verstevigen en in hun bewustzijn blijven houden.

> Een jonge man met autisme had geleerd af en toe naar de ander te kijken in een gesprek. Daardoor had hij veel sneller in de gaten dat de ander zijn verhaal niet meer goed kon volgen en kon hij daar beter op afstemmen.

Er zijn socialevaardigheidstrainingen die specifiek zijn voor mensen met autisme en er bestaan ook trainingen waar behalve mensen met autisme, ook mensen zitten met een andere achtergrond, bijvoorbeeld mensen met een verstandelijke beperking. Het succes van deze training is nog zeer beperkt.

De hulp die voor mensen met autisme nodig is, zal afhankelijk zijn van de leeftijd en leefsituatie. De mogelijkheden voor hulp worden per leeftijdscategorie beschreven. Een korte beschrijving van de mogelijkheden met betrekking tot medicatie volgt daarna.

Jonge kind (0-6 jaar)

Behandel-/begeleidingsmogelijkheden in deze leeftijdscategorie zijn:
- gedragstherapie voor het kind;
- opvoedingsondersteuning voor ouders;
- gespecialiseerde thuiszorg;
- dagbehandeling/dagverblijf (medisch kleuterdagverblijf).

Behandeling voor de persoon zelf

Autisme op jonge leeftijd wordt in toenemende mate herkend (zie hoofdstuk 1 over diagnostiek). Behandeling op deze jonge leeftijd zal gericht zijn op het stimuleren van ontwikkeling die niet vanzelf op gang komt, zoals de taalontwikkeling. Er zijn verschillende gedragstherapeutische programma's ontwikkeld zoals de Discrete Trial Lessons (DTL), TEACCH (Treatment and Education of Communication Handicapped Children), ABA (Applied Behavior Analysis) en Pivotal Response Treatment (PRT). De intensiteit van behandeling is zeer verschillend (van een aantal uren per dag tot wekelijks of tweewekelijks contact).

Behandeling waar de familie bij betrokken is

Als er op deze jonge leeftijd al een vermoeden van autisme is, gaat het vaker om een wat ernstiger vorm van autisme. De vroegtijdige herkenning is in hoofdstuk 1 besproken.

Voor ouders is de diagnose de eerste confrontatie met het feit dat hun kind zich daadwerkelijk anders ontwikkelt (en zal ontwikkelen) dan andere kinderen. De ouders zelf zijn in het algemeen de eersten die signaleren dat er iets met hun kind aan de hand is, soms al vanaf de eerste dag. De normale opvoedingsvaardigheden schieten tekort bij het opvoeden van een kind met autisme. Er zal een evenwicht gevonden moeten worden tussen stimuleren waar dat mogelijk is en accepteren dat ontwikkeling op een bepaald gebied (op dat moment) niet mogelijk is. Jonge kinderen met autisme kunnen veel gedragsproblemen hebben. Het is niet altijd gemakkelijk om een manier te vinden om hiermee om te gaan. Opvoedingsondersteuning zal hierop gericht zijn. Bij intensieve thuiszorg zal ook een deel van de zorg voor het huishouden of voor andere kinderen overgenomen/ondersteund worden.

Overig

In een medisch kleuterdagverblijf kan een kind (een aantal) hele dagen per week terecht. De thuissituatie kan hierdoor ontlast worden. De individuele behandeling van het kind kan via een medisch kleuterdagverblijf gecombineerd worden met opvoedingsondersteuning van ouders.

Basis-/middelbare schoolleeftijd (6-16/18 jaar)

Behandel-/begeleidingsmogelijkheden in deze leeftijdscategorie zijn:
- psycho-educatie;
- therapie voor het kind/de jongere;
- vaardigheidstrainingen;
- opvoedingsondersteuning voor ouders;
- intensieve thuiszorg;
- behandeling/begeleiding broers/zussen;
- gezinsbehandeling;
- logeervoorzieningen;
- vakantievoorzieningen;
- deeltijdbehandeling;
- weekendtrainingen;
- klinische opname;
- leer-/leefvoorzieningen;
- begeleiding op het gebied van onderwijs.

Behandeling/begeleiding van de persoon met autisme

Vanaf de basisschoolleeftijd kan psycho-educatie een belangrijke rol spelen in de behandeling van kinderen met autisme en hun omgeving. Als je beter begrijpt wat er met jou, met je kind, of met je broertje of zusje aan de hand is, is het gemakkelijker hiermee om te gaan en dit te accepteren. Als je een driftbui van een kind begrijpt als uiting van onmacht en angst, kun je er wellicht beter op reageren dan wanneer je niet begrijpt waar het gedrag vandaan komt. Als je weet dat je niet goed bent in het omgaan met leeftijdgenoten, denk je misschien niet zo gauw dat je niet voldoende je best doet.

Het is niet zo dat er altijd evenveel en dezelfde hulp nodig is. Vaak is het zo dat in overgangssituaties (overgang scholen, verhuizingen, werk, kinderen krijgen) de problemen groter worden en er meer hulp nodig is. In de loop van de middelbareschoolperiode kan de jongere met autisme zich extra bewust worden van het feit dat hij of zij zich anders ontwikkelt dan leeftijdgenoten. Eenzaamheid en depressiviteit kunnen een belangrijke rol gaan spelen.

De intensiteit van behandeling van kinderen met autisme kan zeer wisselend zijn, van het volgen van een socialevaardigheidstraining tot klinische opname van het kind of het hele gezin of tot langdurig verblijf in een leer-/leefvoorziening van het kind. De intensiteit is afhankelijk van de problemen die spelen, andere individuele factoren (zoals intelligentie en persoonlijkheid), de situatie van het gezin en de manier waarop er vanuit het gezin omgegaan kan worden met de gevolgen van het autisme.

Behandeling van de familie

Als er iemand met autisme opgroeit in een gezin, kan dat zijn weerslag hebben op de overige gezinsleden, bijvoorbeeld de broers of zussen of de kinderen van een ouder met autisme. Andersom kan de persoon met autisme ervaren dat hij niet begrepen wordt door de andere leden van het gezin, omdat hij anders functioneert. Vaak is het zo dat er niet één maar meerdere personen in een gezin autisme hebben of trekken ervan.

Van belang is dat de behandelaars specifieke deskundigheid hebben op het gebied van autisme zodat de problematiek uiteengerafeld en in haar context geplaatst kan worden.

Opvoeden van een kind met autisme doet een extreem beroep op de flexibiliteit, het uithoudings- en doorzettingsvermogen en daarmee op de stabiliteit van de relatie van de ouders. Verschillen in manieren van opvoeden (de vrouw meer zorgend, de man meer grenzen stellend) en verschillen in de manier van rouwverwerking en acceptatie (de vrouw meer praten, de man meer doen/werken) kunnen soms nog moeilijk te overbruggen zijn. Het gevolg kan zijn dat er veel strijd is tussen ouders. In plaats van elkaar steunen en oog te hebben voor ieders bijdrage aan de opvoeding kunnen ouders tegenover elkaar komen te staan en strijden over verschillen van opvoeding. Vanuit de behandeling zal hiervoor oog moeten zijn.

Onderwijs

Of een kind met autisme het best op zijn plek is in het reguliere onderwijs of in het speciaal onderwijs hangt af van allerlei individuele en omgevingsfactoren. Het is niet zo dat als er autisme bij een kind is vastgesteld, het dan naar het speciaal basisonderwijs (SBO) of naar het speciaal onderwijs verwezen zou moeten worden (cluster 2 of 4 meestal). Er zijn ook veel kinderen met autisme die in het reguliere onderwijs kunnen blijven. Dit onderwijs kan middelen krijgen om een kind met autisme te ondersteunen via het 'rugzakje', (leerlinggebonden financiering).

Overig

Vakanties voor het kind met autisme of een logeervoorziening kan
voor alle partijen een ontlasting en ontspanning in de situatie geven.

Jongvolwassenen (16/18-25 jaar)

Behandel-/begeleidingsmogelijkheden in deze leeftijdscategorie zijn:
- psycho-educatie;
- lotgenotencontact;
- therapie voor de jongvolwassene, gericht op specifieke problemen;
- vaardigheidstrainingen;
- ouderbegeleiding;
- deeltijdbehandeling;
- weekendtrainingen;
- logeervoorzieningen;
- vakanties;
- klinische opname;
- ambulante begeleiding voor mbo-onderwijs;
- begeleiding op hbo of universiteit;
- Regionale Instelling voor Beschermd Wonen (RIBW);
- begeleiding bij het zoeken naar en behouden van werk (re-
  integratie en jobcoach);
- ambulante woonbegeleiding;
- woon-werkvoorzieningen.

Behandeling/begeleiding van de persoon met autisme

Met het toenemen van de leeftijd wordt er een groter beroep gedaan
op de zelfstandigheid in meerdere levensgebieden. Dat kan problemen opleveren en een reden zijn dat soms pas dan blijkt dat er sprake is van ASS. De jongvolwassenheid is vaak de leeftijd dat mensen
met autisme zich nog meer bewust zijn of worden van het feit dat ze
zich anders ontwikkelen dan hun leeftijdgenoten. Tegelijkertijd is er
minder oog voor hun talenten en mogelijkheden. Depressiviteit en
somberheid komen vaak voor. Medicatie zal niet zozeer helpen
omdat het een inzicht is in de realiteit waarmee men zal moeten
leren leven en niet weggewerkt kan worden. Therapie voor specifieke
problemen en lotgenotencontact kunnen belangrijk zijn.

Behandeling/begeleiding van de familie

Naast individuele behandeling is het belangrijk om oog te blijven houden voor de rol die ouders nog vervullen in het leven van de jong-volwassene met autisme. Ouders spelen vaak langer dan bij de normale ontwikkeling, een belangrijke rol in het leven van jongvolwassenen met autisme. Ouders staan voor de ingewikkelde taak hun kind los te laten terwijl ze weten dat er op verschillende gebieden nog hulp nodig is. Een goede samenwerking tussen de hulpverleners en ouders van de jongvolwassene met autisme is belangrijk (mits de persoon met autisme wenst dat ouders betrokken zijn bij de hulpverlening). De hulp zal ook gericht moeten zijn op ondersteuning en ontlasting van de ouders.

Klinische behandeling

Deeltijdbehandeling voor volwassenen met autisme zijn in Nederland nog schaars. Er bestaan klinische opnamemogelijkheden voor jongeren met autisme om hen te ondersteunen in de stappen naar zelfstandigheid (wonen, opleiding, werk). Een aantal instellingen in Nederland biedt een dergelijke voorziening. Er zijn echter lange wachtlijsten.

Mensen met autisme zijn in zo'n geval aangewezen op klinische voorzieningen in de algemene psychiatrie. Dit is een belasting voor hen, omdat veel van de hulp in de algemene psychiatrie in groepsverband plaatsvindt, wat een groot probleem vormt voor mensen met autisme.

Onderwijs

Na de middelbare school zijn er diverse opleidingsmogelijkheden. Veel mensen met autisme en een normale intelligentie lukt het om de middelbare school goed en zonder extra hulp te doorlopen. Een aantal krijgt tegen het einde van de middelbare school moeite om het vol te houden en lukt het niet om de school met goed gevolg af te ronden. Ze komen dikwijls thuis te zitten, achter hun computer, en raken steeds meer geïsoleerd van de maatschappij.

Het begin van een vervolgopleiding is dikwijls het moment dat er problemen naar voren komen. De persoon met autisme moet zijn weg vinden in een totaal nieuwe omgeving, met nieuwe mensen waar veel meer van zijn zelfstandigheid wordt verwacht dan ooit daarvoor. Soms betekent het ook een verhuizing naar een totaal onbekende stad waar de opleiding gehuisvest is.

Het studeren kost jongvolwassenen met autisme vaak veel langer dan het de gemiddelde student kost. Hoewel de intelligentie goed en zelfs zeer goed kan zijn, is het organiseren van de studie, het onderscheiden van hoofd- en bijzaken in de studieboeken en talloze aspecten van het studentenbestaan zo veeleisend, dat de tijd tekortschiet om alles te kunnen doen. Het is mogelijk om verlenging van studieduur aan te vragen bij de studiefinanciering.

Het komt nogal eens voor bij mensen met autisme dat ze de opleiding goed kunnen volgen en er pas problemen ontstaan als ze stage gaan lopen (tegen het eind van de opleiding). Dan blijkt pas dat ze misschien niet geschikt zijn voor het beroep waarvoor ze opgeleid zijn. Het leren uit boeken en het maken van tentamens en werkstukken gaat vaak wel goed, maar de toepassing op de praktijk blijkt vervolgens een probleem te zijn.

Voor het mbo-onderwijs is ambulante begeleiding mogelijk via een rugzakje. Voor het hbo en de universiteit kan deze voorziening niet gebruikt worden. Veel universiteiten en hogescholen hebben inmiddels zelf specifieke begeleiding ontwikkeld voor mensen met autisme (zoals een studieondersteuningsgroep of maatjesproject). De Stichting Handicap en Studie is een expertisecentrum voor onderwijs en handicap. Zij zet zich in voor jongeren met een functiebeperking, een beperking in hun functioneren, waaronder autisme. Ze wil stimuleren dat ook deze jongeren succesvol kunnen studeren in het hoger onderwijs in de opleiding van hun keuze. Voor studenten met autisme in het hoger onderwijs heeft deze stichting een reader ontwikkeld die ook bedoeld is voor begeleiders, zoals studieadviseurs, studentendecanen en docenten.

Werk/dagbesteding

Veel mensen met autisme vinden een baan waar ze goed kunnen functioneren, echter zonder dat dit arbeid is die passend is bij hun niveau. Voor veel mensen is het vinden en het behouden van een baan echter een probleem. Het gevolg is dat ze in werk terechtkomen dat niet bij hun mogelijkheden aansluit. De begeleidings- en ondersteuningsmogelijkheden bij werk zijn zeer divers, zowel qua soort als qua intensiteit. Met betrekking tot het zoeken naar en behouden van werk zijn re-integratiebedrijven en jobcoaches mogelijk. Er zijn inmiddels verschillende bedrijven die deskundigheid op het gebied van autisme hebben ontwikkeld.

De sociale werkvoorziening is bedoeld voor mensen die door hun beperking/handicap niet op de reguliere arbeidsmarkt kunnen participeren. De sociale werkvoorziening biedt een beschermde werkplek. Het voordeel van werken in de sociale werkvoorziening voor mensen met autisme is dat men ervan uitgaat dat er aanpassingen in de werksituatie nodig zullen zijn. De werknemer zal ook minder overvraagd worden. Iemand krijgt salaris conform de functie die hij of zij vervult. Er zijn ook veel mensen met autisme die gebruikmaken van de voorzieningen van dagactiviteitencentra, dagbestedingscentra of die vrijwilligerswerk doen.

Wonen

Begeleiding bij wonen kan, net als alle andere hulp, van zeer laagfrequent (één bezoek of telefoontje per week) tot zeer intensief (beschermd wonen met 24 uurszorg). Ambulante woonbegeleiding kan geboden worden op de plek waar iemand zelfstandig woont. Als er intensievere zorg nodig is, kan iemand gaan wonen in een beschermde woonvoorziening. Woonbegeleiding kan zich richten op diverse gebieden zoals huishouden doen, koken, ondersteuning bij dagbesteding, onderhouden sociale contacten, financiën, lichamelijke gezondheid en dergelijke. De laatste jaren zijn er steeds meer woonvoorzieningen voor mensen met autisme gecreëerd. De woonvoorzieningen zijn vaak gehuisvest in een blok huizen of appartementen in een woonwijk. Er zijn diverse woon-werkvoorzieningen (workhomes) waar de dagbesteding/het werk op hetzelfde terrein wordt geboden. Daarnaast bestaan er diverse intensieve vormen die minder vaak voorkomen en meestal worden gefinancierd vanuit het pgb (persoonsgebonden budget).

Overig

Ook voor vakantie en groepsreizen zijn er aangepaste mogelijkheden voor mensen met autisme. Georganiseerd lotgenotencontact is ook mogelijk via het PAS (Personen uit het Autismespectrum).

Volwassenen (25 jaar en ouder)

Behandel-/begeleidingsmogelijkheden in deze leeftijdscategorie zijn:
- psycho-educatie;
- begeleiding gericht op verschillende leefgebieden (wonen, werken, financiën);

– behandeling specifieke individuele problemen (depressie, dwang, angst);
– ouderbegeleiding;
– behandeling relatieproblematiek;
– gezinstherapie/begeleiding.

(Zie ook jongvolwassenen)

Ook voor volwassen mensen met autisme kan behandeling nodig zijn. Aandacht voor ouders van de persoon met autisme kan belangrijk blijven.
In geval van een relatie kan het autisme van een van de partners ervaren worden als de oorzaak van relatieproblemen. Relatieproblemen kunnen ertoe hebben geleid dat de partner zonder autisme de ander er min of meer toe gedwongen heeft zich te laten onderzoeken op autisme. Er wordt gehoopt dat, als er sprake is van autisme, de diagnose acceptatie en begrip zal brengen. Vaak brengt de uitslag echter geen opluchting maar andere gevoelens (bijvoorbeeld van ongelijkwaardigheid), waardoor het nodig is ondersteuning te zoeken voor het in stand houden en verbeteren van de relatie.
Problemen in een relatie waarbij een van de partners autisme heeft, kunnen zeer heftig zijn. Meer nog dan in andere relaties kunnen de verschillen tussen de beide partners tot veel onbegrip en strijd leiden. Er bestaan verschillen tussen mannen en vrouwen, die ervoor kunnen zorgen dat mannelijke kenmerken tot autistische kenmerken bestempeld worden. Omgekeerd is ook mogelijk dat relatieproblemen gemaskeerd raken door autistische kenmerken.
Vaak is een langere relatietherapie nodig. Relatietherapie waarbij een van de partners autisme heeft, is in wezen niet anders dan relatietherapie waarbij dat niet het geval is. Ook nu hebben beide partners hun achtergrond en redenen om afstand te nemen tot de ander. Wel is het zo dat de problematiek door het autisme moeilijker te veranderen kan zijn. En een relatie vormen is al bijzonder ingewikkeld. Het is belangrijk dat een relatietherapeut bij behandeling van echtparen met autisme, deskundig is op beide gebieden: ASS en relatieproblematiek.

Ouderen (65 jaar en ouder)

Voor ouderen met autisme is nog nagenoeg geen specifiek behandel-aanbod ontwikkeld. Dit zal zeker nog gaan komen met het vaker herkennen van autisme bij ouderen en met het ouder worden van de huidige doelgroep.

Medicatie

Er bestaat geen medicijn dat autisme geneest. Er zijn wel medicijnen die kunnen helpen om problemen die samenhangen met autisme of er het gevolg van zijn, te verminderen. Het gaat dan om verschijnse-len als epilepsie, psychose, angst, agressie, depressie en dwanghan-delingen.

Voorschrijven van medicatie bij kinderen moet met grote terughou-dendheid gebeuren en zeker niet de eerste stap in de behandeling zijn. Dit geldt nog sterker bij kinderen met autisme omdat verdere rijping van het centrale zenuwstelsel bij hen extra belangrijk en kwetsbaar is.

Een probleem bij het gebruik van medicijnen bij mensen met autisme is dat de chemische stoffen anders in de hersenen kunnen werken dan bij mensen zonder autisme. Iemand met autisme kan totaal on-gevoelig blijken voor medicatie of juist overgevoelig. De medicatie kan tegengesteld werken, waardoor het tegengestelde effect op-treedt. Ook kan het gebeuren dat een bepaald gedragsprobleem wel verminderd wordt door de medicatie, maar dat tegelijkertijd een ander probleem verergert of erdoor ontstaat. Uit deze onbedoelde effecten van medicatie kan afgeleid worden dat er nog weinig bekend is over de oorzaak en de werking van autisme en de chemische pro-cessen die hieraan ten grondslag liggen. Er is sowieso in het alge-meen weinig bekend over de chemische processen die een rol spelen bij medicatie. Bij het voorschrijven van medicatie is het van belang dat dit gebeurt door een arts/psychiater die kennis heeft van autisme en de gevolgen die medicatie bij mensen met autisme kan hebben. Medicijnen hebben invloed op de chemische boodschapperstoffen in de hersenen. Berichten worden in de hersenen overgebracht van de ene cel naar de andere door middel van deze chemische boodschap-pers, waarvan er verschillende types bestaan (bijvoorbeeld serotoni-ne, dopamine en noradrenaline). Voor elk type worden verschillende soorten medicijnen gebruikt.

- Middelen die gebruikt worden tegen psychose (neuroleptica/ antipsychotica) verminderen de werking van dopamine in de hersenen. Ze worden wel gebruikt bij agressie, overprikkeldheid of psychotische verschijnselen.
- Middelen die gebruikt worden tegen depressie beïnvloeden verscheidene chemische boodschappers. Er zijn ook antidepressiva die specifiek werken op serotonine. Deze medicijnen worden bij mensen met autisme wel voorgeschreven bij dwangklachten, depressie, agressief gedrag of angst en angstaanvallen. Medicatie die bedoeld is voor bipolaire stoornissen wordt wel voorgeschreven bij ernstige stemmingswisselingen en ernstig agressief gedrag.
- Epilepsie komt regelmatig voor bij mensen met autisme. Medicatie hiertegen kan een negatief effect hebben op hun gedrag. Soms worden deze middelen ook voorgeschreven zonder dat er sprake is van epilepsie om het gedrag in positieve zin te beïnvloeden.
- De middelen die gebruikt worden bij ADHD worden ook regelmatig toegepast bij mensen met autisme. Deze middelen kunnen een positief effect hebben op concentratieproblemen of hyperactiviteit.
- Er zijn middelen die gebruikt worden bij mensen met autisme, die oorspronkelijk een andere bedoelde werking hebben maar die bij mensen met autisme een gewenst effect laten zien. Een voorbeeld hiervan zijn de middelen die bedoeld zijn voor het verlagen van de bloeddruk die wel voorgeschreven worden bij agressief gedrag of bij stress.

Alternatieve behandelingen

Op het gebied van de alternatieve behandelingen komt steeds meer aandacht voor autisme, met zeer wisselend succes. Deze methoden zijn zeer divers en richten zich ook op verschillende aspecten van de problematiek. Onderliggend aan de behandeling is meestal een bepaalde visie op autisme.

Inmiddels zijn er verschillende therapieën die pretenderen met een verandering van voedsel autisme te kunnen genezen. Genezing van autisme lijkt echter geen realiteit gezien de omvang van het syndroom, dat meer de persoon als geheel betreft dan alleen betrekking heeft op een aspect van het functioneren; via voedsel de persoon als geheel veranderen is minder aannemelijk.

Waar kan de hulp gevonden worden?

De start van het zoeken naar hulp is vaak de huisarts. Het is daarom extra belangrijk dat de huisarts kennis heeft van autisme. De meeste GGZ-instellingen hebben uitgebreide behandelmogelijkheden voor kinderen met autisme en hun ouders. Voor kinderen kan ook voor hulp gezorgd worden door Bureau Jeugdzorg. De hulp voor volwassenen met autisme is sterk in ontwikkeling. Er zijn diverse autismeteams die een zorgprogramma bieden.
Via instellingen die gezinszorg bieden, kan gespecialiseerde gezinsverzorging aangevraagd worden.
Extra ondersteuning voor het onderwijs (rugzakje) kan aangevraagd worden bij de diverse REC's (Regionaal Expertise Centrum).
Begeleiding naar het vinden van werk en op het werk en de dagbesteding wordt geboden door re-integratiebureaus. Er zijn bureaus die specifiek gespecialiseerd zijn in autisme.
Begeleiding bij wonen wordt geboden vanuit RIBW's (Regionale Instelling voor Beschermd Wonen).
Er zijn (nog) weinig klinische voorzieningen die gespecialiseerd zijn in behandeling van mensen met autisme.

De organisatie MEE geeft ondersteuning bij het zoeken naar de juiste hulp of voorzieningen aan mensen met een beperking waarbij expliciet gedacht wordt aan mensen met autisme. MEE heeft een overzicht van allerlei voorzieningen en kan samen met iemand zoeken naar de juiste vorm van ondersteuning en behandeling, bijvoorbeeld op het gebied van werk, wonen en vakantie.

In hoofdstuk 8 staan diverse sites genoemd die toegang geven tot de mogelijkheid van zorg.

Voorwaardenscheppende en financiële regelingen

Er zijn verschillende regelingen die ondersteunend kunnen zijn voor mensen met autisme, zowel voor kinderen als voor volwassenen. De belangrijkste regelingen worden hieronder beschreven. Wat de tijd leert, is dat de uitvoering van de regelingen voortdurend aan verandering onderhevig is, dat er steeds herindicaties aangevraagd moeten worden of herkeuringen uitgevoerd worden. Als er nu een ondersteunende regeling is, kan men er niet van uitgaan dat deze zal blijven bestaan. Deze veranderingen of de eventuele mogelijkheid ertoe kunnen veel spanning en stress oproepen bij mensen met autisme en ouders van mensen met autisme, soms zelfs zoveel, dat daar dan weer behandeling voor nodig is. Het ziet er niet naar uit dat er in de nabije toekomst meer zekerheid op dit gebied gaat komen, eerder minder. Informatie over de laatste stand van zaken is te vinden via de sites die in dit boek zijn opgenomen.

AWBZ en Wmo

De AWBZ richt zich erop om mensen zorg op maat te geven. Dit gebeurt door instellingen die deze zorg verlenen, veelal nadat er een indicatie voor verleend is via het CIZ (Centrum Indicatiestelling Zorg) of BJ (Bureau Jeugdzorg). De zorg kan thuis geboden worden of in een instelling. Instellingen voor GGZ en instellingen voor beschermd wonen worden bijvoorbeeld uit de AWBZ gefinancierd.
Per 1 januari 2007 is de nieuwe Wet maatschappelijke ondersteuning (Wmo) ingevoerd die bedoeld is om iedereen in de maatschappij te laten functioneren. De gemeenten voeren de Wmo uit. Huishoudelijke hulp kan bijvoorbeeld vanuit de Wmo gefinancierd worden.

pgb

Het persoonsgebonden budget (pgb) is een geldbedrag waarmee men zelf hulp en begeleiding kan inkopen. Dit kan rechtstreeks door zelf hulp in te schakelen of indirect door een instelling in te schakelen die voor hulp kan zorgen. Deze laatste bepaalt dan wie en welke hulp ingeschakeld wordt. Mensen die ziek zijn, een handicap of een beperking hebben en daardoor zorg nodig hebben, kunnen in aanmerking komen voor een pgb. Op deze manier kunnen mensen zorg regelen die het beste bij hen aansluit. Een pgb bij mensen met autisme wordt vooral gebruikt om activerende en/of ondersteunende begeleiding aan te vragen. Er zijn ook diverse woonvoorzieningen waarbij de zorg wordt ingekocht via het pgb.
Het pgb is een keuzemogelijkheid naast de gebruikelijke hulp die rechtstreeks via een zorginstelling wordt geleverd. Het blijkt in veel gevallen niet mogelijk om naast een pgb hulp aan te vragen die verzorgd wordt door een instelling die gefinancierd is via de AWBZ. Vanwege de enorme toename van aanvragen van pgb's staat deze voorziening ernstig onder druk. In 2010 is een regeling afgekondigd dat er vanaf 1 juli in veel gevallen geen pgb's meer worden toegekend.

TOG

Via de TOG,Tegemoetkoming ouders van thuiswonende gehandicapte kinderen, kan een bijdrage gevraagd worden voor de extra zorg die het opvoeden van een gehandicapt kind vraagt. Informatie over de TOG is te vinden op de site van de socialeverzekeringsbank.

Wajong

De afkorting Wajong staat voor Wet werk en arbeidsondersteuning jonggehandicapten. Deze wet is bedoeld voor jonggehandicapten die arbeidsongeschikt zijn wanneer zij zeventien jaar worden of arbeidsongeschikt zijn geworden als ze minstens zes maanden student zijn geweest en jonger dan dertig jaar zijn. Omdat autisme een ontwikkelingsstoornis is, die al voor het zeventiende levensjaar aanwezig is, komen mensen met autisme in principe ook in aanmerking voor deze uitkering, afhankelijk van de mate van beperkingen die er op het gebied van werk door het autisme zijn.

De Wajong-uitkering kan aangevraagd worden via het UWV (Uitkeringsinstituut Werknemersverzekeringen). Als een Wajong-uitkering wordt aangevraagd, kan het aanvraagformulier het best vergezeld worden van een toelichting van de hulpverlener en/of rapportage over de beperkingen.

IRO

De afkorting IRO staat voor Individuele Re-integratie Overeenkomst. Niet alle re-integratiebedrijven hebben ervaring in het werken met mensen met autisme. Via een IRO kun je een re-integratiebedrijf zoeken dat deskundig is in het begeleiden van mensen met autisme.

Verlenging studiefinanciering

Als je studeert met een studiefinanciering zijn er allerlei termijnen waaraan je je moet houden, wil je ervoor zorgen dat je prestatiebeurs omgezet wordt in een gift en niet in een rentedragende lening. Er zijn mogelijkheden voor verlenging van deze termijnen (verlenging van studiefinanciering en verlenging van de diplomatermijn van tien jaar). Deze voorzieningen zijn er als men door ziekte of een handicap langzamer studeert dan de norm. Autisme kan een reden zijn om een beroep te doen op een dergelijke voorziening. Als iemand vertraging heeft opgelopen in de studie door autisme, kan hij contact opnemen met de studentendecaan om informatie over deze voorzieningen te krijgen. Op de site van de Dienst Uitvoering Onderwijs (DUO) is eveneens informatie te vinden.

De hulp en begeleiding aan mensen met autisme hangt enorm af van de aard van het autisme en de wijze waarop het leven van iemand met autisme is verlopen en verloopt. In het volgende hoofdstuk schetsen we de levensloop van mensen met autisme.

Aandachtspunten bij hoofdstuk 5

- Wanneer iets in aanleg bepaald is, betekent dit niet dat je er niets aan kunt doen. Door behandeling en begeleiding kan iemand met autisme zelf beter leren omgaan met de omgeving. Door aanpassing in de omgeving kan iemand met autisme daar beter in leren functioneren. Door in opvoeding en behandeling aan te sluiten op mentale leeftijden binnen een persoon kan de ontwikkeling gestimuleerd worden.
- In het socioschema ligt het accent voor de behandeling van volwassenen op het ontwikkelen van denkkaders. Hierdoor worden elementen die voor de mens met autisme als losstaande details worden ervaren, in een kader geplaatst en beter begrepen.
- Uitgaande van een vertraagde ontwikkeling is het mogelijk in behandeling de ontwikkeling te stimuleren. Daarvoor is het belangrijk aan te sluiten bij de mentale leeftijd van iemand met betrekking tot een bepaald onderwerp. Een handige vuistregel om te ontdekken wat de mentale leeftijd is op een bepaald onderwerp, is om bij gedrag dat ons verbaast de zin af te maken: 'Dit is heel normaal gedrag op de leeftijd van...'. Dit helpt om te ontdekken waar men moet aansluiten en uitleggen.
- Er bestaat geen behandeling om autisme te genezen. Wel kan behandeling ervoor zorgen dat het welzijn en het functioneren van iemand enorm kan verbeteren.
- Een respectvolle, vriendelijke houding van de hulpverlener die zich bescheiden opstelt als begeleider, in plaats van als de deskundige die leidt, is zeer bevorderlijk voor de ontwikkeling van de cliënt. Een begeleider zal in eerste instantie de kracht en het inzicht van de cliënt moeten aanspreken.
- Psycho-educatie vormt een belangrijk onderdeel van de behandeling. Er wordt informatie gegeven over autisme en de betekenis ervan.

- In socialevaardigheidstrainingen wordt geoefend om te gaan met sociale situaties, waardoor mensen met autisme in de sociale omgang over meer mogelijkheden beschikken; hierdoor kunnen zij zich zekerder voelen in het contact en is de kans groter dat het contact soepeler verloopt. Het succes is echter beperkt.
- In gesprekstherapie wordt individuele behandeling gegeven, die aansluit op de persoonlijke hulpvraag. Een belangrijk doel van gesprekstherapie is het vergroten van het zelfvertrouwen. Bij autisme is het daarnaast belangrijk om ontbrekende denkkaders op te sporen.
- Een aparte vorm van gesprekstherapie is de cognitieve gedragstherapie. In deze therapie wordt door het veranderen van gedachten het gedrag beïnvloed. Voor mensen met autisme is deze vorm geschikt omdat zij zo hun kennis van het sociaal verkeer kunnen vergroten en hun theory of mind kunnen uitbreiden.
- Bij volwassen mensen met autisme is er dikwijls nog sprake van ouderbegeleiding. Dit komt doordat de ontwikkeling naar zelfstandigheid bij mensen met autisme vertraagd verloopt.
- Voor ouders is het moeilijk de zorg voor hun kind over te dragen aan de hulpverlening. Voor de hulpverlener is contact met ouders erg belangrijk, ook als belangrijke informatiebron.
- Relatietherapie waarbij een van de partners autisme heeft, is in wezen niet anders dan relatietherapie waarbij dat niet het geval is. Ook in dit geval hebben beide partners hun redenen om afstand te nemen tot de ander. Wel is het zo dat de problematiek door het autisme moeilijker te veranderen kan zijn.
- Er is geen medicijn dat autisme geneest. Er zijn wel medicijnen die kunnen helpen om problemen die samenhangen met of het gevolg zijn van autisme te verminderen.
- Begeleiding bij wonen kan variëren van 24 uurszorg tot begeleiding op afstand.
- Er is niet bij iedere vorm van onderwijs begeleiding mogelijk.
- Er zijn diverse mogelijkheden voor begeleiding en ondersteuning bij het zoeken naar en behouden van werk voor mensen met autisme.

In de voorgaande hoofdstukken is een beeld geschetst van de aard van autisme, de gevolgen ervan en de mogelijke hulp. Hierbij zijn vanzelfsprekend verschillende levensfasen aan bod gekomen, omdat autisme een pervasieve ontwikkelingsstoornis is. Dat betekent dat het ingrijpt in de gehele ontwikkeling en voortduurt tot in de volwassenheid.

Het maakt natuurlijk een groot verschil wat de ernst van de ASS is en in hoeverre tijdens de levensloop verdere ontwikkeling plaatsvindt. Dat betekent dat gedurende de levensloop deze kenmerken ook in wisselende mate een rol spelen.

Nu bestaat er niet iets als hét autisme of dé mens met autisme, dus één omvattend beeld van de levensloop is niet mogelijk, maar er wordt een overzicht gegeven van de betekenis van autisme gedurende de verschillende levensfasen, zodat duidelijk wordt hoe autisme tijdens een leven kan verlopen.

Autisme laat aan de ene kant in de loop van de tijd een afnemend effect van het autistische zien, en aan de andere kant een toenemend effect. Tussen deze twee effecten zit het spanningsveld van het leven van iemand met autisme. Het afnemende effect is een gevolg van de rijping en de levenservaring die steeds meer mogelijk maken, zeker wanneer dit gecombineerd wordt met een omgeving die adequaat inspeelt op de problematiek. Ook leert men met de jaren omgaan met autisme, net zoals de omgeving dat doet. Het toenemende effect is cumulatief van aard, dat wil zeggen dat het ene probleem zich op het andere stapelt. Het gaat niet om één element dat in toenemende mate moeilijker wordt, maar om een opeenstapeling van elementen. Het cumulatieve zit daarin dat als de aard van het autisme ernstig is, het al vanaf de vroegste jeugd problemen veroorzaakt die niet opgelost zijn als zich een nieuwe leeftijdsfase met de nieuwe eisen zich al aandient. Zo stapelen de problemen zich op. Dit hoeft overigens niet met iedereen met autisme te gebeuren en ook niet met iedereen in hetzelfde tempo.

Het is van groot belang om te onderkennen dat iemand met autisme – het kind, de jongere, de volwassene – aan bepaalde onderwerpen niet toe is op de kalenderleeftijd die ervoor staat. In hoofdstuk 5 gebruikten we de regel 'Dit is heel normaal gedrag op de leeftijd van...' om ontwikkelingsachterstanden op te sporen. Iemand kan op een moment niet verder ontwikkelen op een bepaald gebied; er zijn dan andere onderwerpen van belang waarop de ontwikkeling gericht is. Maar als diezelfde persoon later, soms jaren later, de kans krijgt om een inhaalmanoeuvre te maken en de ontwikkeling op te pakken op een moment dat hij daar wel rijp voor is, kan de ontwikkeling met sprongen vooruitgaan.

Om de levensloop in beeld te brengen, worden de levensfasen nagelopen en wordt aangegeven welke onderwerpen bij autisme een probleem kunnen vormen. In overzicht 2 staan de levensfasen, de levenstaken die bij de kalenderleeftijd horen en vervolgens de taken waarmee kinderen, jongeren en volwassenen met autisme op die leeftijd bezig kunnen zijn. Het is een beschrijving in grote lijnen, opgebouwd vanuit een cumulatief effect. Dat wil zeggen dat iedere fase voortbouwt op de problemen van de vorige fase. Het is geen blauwdruk voor een autistische ontwikkeling. Het is mogelijk dat eerdere fasen niet gekenmerkt zijn door ernstige problemen en dat specifieke ontwikkelingstaken pas in latere jaren voor problemen zorgen. Ook is het zo dat wanneer een ontwikkelingstaak niet afgerond is en meegenomen wordt naar een volgende levensfase, de ontwikkelingstaak van die fase weer in de weg zit; zo ontstaat het cumulatieve effect. Het is ook mogelijk dat bepaalde aspecten sneller ontwikkelen, waardoor bijvoorbeeld een bepaalde levenswijsheid ontstaat die boven de kalenderleeftijd uitstijgt. De ernst van de ontwikkelingsproblematiek kan dus per persoon enorm verschillen. De lijn die geschetst wordt, is een algemeen, overigens wel herkenbaar beeld in die gevallen waar het autisme al vroeg een belangrijke rol speelt.

Overzicht 2: Levensloop, levenstaken en autisme		
Levensfase	Levenstaak volgens kalenderleeftijd	Levenstaak volgens autistische kenmerken
Baby- en kleutertijd	Ontwikkelen hechting	Basale rijping
Kindertijd	Ontwikkelen cognitieve vaardigheden	Besef van aanwezigheid van mensen
Jeugd	Omgang met leeftijdgenoten	Ontwikkelen van cognitieve vaardigheden
Jongvolwassene	Zelfstandig functioneren	Eenzaamheidsgevoelens verwerken, depressie
Volwassene	Gezinsvorming	Ontwikkelen van zelfstandigheid
Middelbare leeftijd	Vormgeven werk en carrière	Een partner zoeken of opgeven die te vinden
Ouderdom	Leven vanuit zelfkennis	Identiteit ontwikkelen

Hierna worden de verschillende fasen uitgewerkt. De mens met autisme en de autistische kenmerken zijn niet in één beeld te vangen. De bedoeling is om een algemeen beeld te schetsen van de problematiek waarmee iemand met autisme en zijn of haar omgeving te maken kan hebben tijdens verschillende levensfasen.

Baby- en kleutertijd

Tijdens de babytijd rijpt het kind in een enorm tempo uit met betrekking tot basale aspecten als voelen, zien, eten, praten en lopen. Sociaal gezien staat de ontwikkelingstaak 'hechten' centraal. Dat wil zeggen dat de baby zich probeert te hechten aan de mensen om hem of haar heen en probeert deze mensen aan zich te hechten, te binden. De baby zet daar alles voor in: brabbelen, glimlachen, vastpakken, huilen. Ook de kleuter is actief bezig om zijn of haar verzorgers in de buurt te houden, zodat er hulp is als er nood aan de man is. Kinderen met autisme zijn gedurende deze eerste periode vaak niet toe aan hechten. Dit is niet alleen voor henzelf lastig, maar vooral ook voor hun omgeving. De verzorger, in eerste instantie meestal de moeder, wil contact met het kind maken. Een ouder kan zich afgewezen voelen als de baby geen contact maakt en niet zo geïnteresseerd lijkt in contact. Hechting ontwikkelen is een ingewikkelde sociale activiteit en vraagt het ontwikkelen van sociale inzichten. Er wordt actief aan de theory of mind gewerkt, aan het opbouwen van een theorie over eigen gedachten en gevoelens en die van anderen. Kinderen met autisme zijn daar tijdens die periode helemaal niet mee bezig. Ze zijn soms nog druk bezig om allerlei onderwerpen uit te rijpen die bij het gemiddelde kind in een sneller tempo rijpen: bijvoorbeeld het lichaam moet nog leren het eten te verwerken, het immuunsysteem moet geactiveerd worden, zintuigen moeten rijpen, de motoriek moet ontwikkeld worden, de taal moet gevormd worden en zindelijkheid moet ontstaan. Kinderen met autisme hebben veel energie nodig om deze rijping te volbrengen, omdat deze vertraagd ontwikkelt. Dit betekent problemen met vastgepakt worden, geaaid worden, nieuw voedsel verwerken, heel scherp of juist niet goed horen, kruipen-staan-lopen ontwikkelen, taal ontwikkelen, zindelijkheid leren. Afhankelijk van de mate van het autisme hebben kinderen hier meer of minder moeite mee. De ontwikkelingstaken die bij de kalenderleeftijd horen, komen hierdoor in de verdrukking en worden verschoven naar een volgende leeftijdsfase. Daarnaast zijn kinderen met autisme in eerste instantie meer geïnteresseerd in voorwerpen dan in mensen. Het betekent dat kinderen met autisme een achterstand kunnen oplopen in het zich leren hechten aan een ander. De achtmaandangst met de daarbij behorende eenkennigheid zie je bij baby's met autisme vaak niet. Jaren later, wanneer deze eenkennigheid zich wel voordoet herkennen we die vaak niet als zodanig, omdat de kinderen inmiddels zoveel ouder zijn geworden en we dit gedrag anders interpreteren en ook niet de daarvoor geëigende begeleiding geven zoals ouders die spontaan aan baby's geven. Dit kan overigens tot in de volwassenheid duren, waardoor we bij hen bijvoorbeeld een weerstand tegen vreemden zien, afkeer van bezoek en op bezoek gaan of angst voor sociale situaties.

Kindertijd

Tijdens de kindertijd staan het ontwikkelen van cognitieve vaardigheden en het spelen met andere kinderen centraal. Kinderen met autisme zijn nog volop bezig zich proberen te hechten aan hun directe verzorgers en te begrijpen hoe de wereld in elkaar zit. Ze zijn bezig om de aanwezigheid van mensen te ontdekken en zijn nog niet zo actief in het sociaal met elkaar kunnen spelen. Kanner geeft het voorbeeld van Frederick die pas met een jaar of vijf aandacht gaat schenken aan de mensen om hem heen, aan gasten die op bezoek komen. Kees Momma, een Nederlandse man met autisme, vertelt exact hetzelfde in zijn autobiografie. Op het moment dat zij hun familie 'leren kennen', zouden Frederick en Kees al met vriendschapsgedrag bezig moeten zijn op school, moeten spelen met andere kinderen in de zandbak, op het speelplein. Kinderen met autisme zijn meestal laat met het ontwikkelen en begrijpen van wederkerigheid in contact. Ze betrekken andere kinderen als gevolg daarvan nog erg lang als een instrument in hun spel, zonder zich bewust te zijn van de gevoelens van de ander. Ze spelen niet volgens hun kalenderleeftijd, maar volgens hun ontwikkelingsleeftijd en dat is vaak jaren jonger.

De verwachting van anderen, bijvoorbeeld van de school, dat kinderen met autisme om kunnen gaan met andere kinderen is dikwijls veel te hoog. Als gevolg daarvan stijgt de dagelijkse spanning en neemt de angst van het kind met autisme toe. Daarmee nemen ook de rituele handelingen en de obsessies toe. Kinderen met autisme klampen zich vaak vast aan een bepaald onderwerp. Treinen en dinosauriërs zijn erg geliefd als onderwerpen bij kinderen met autisme; ze geven hen rust.

Jeugd

Tijdens de jeugd (puberteit en adolescentie) is de omgang met leeftijdgenoten enorm belangrijk. Jongeren experimenteren volop met wat er in de wereld te koop is. Het verbonden zijn met leeftijdgenoten, samen in een groep functioneren, heeft de grootste aandacht. Voor jongeren met autisme geldt dit meestal niet. Hun ervaring in de omgang met leeftijdgenoten tijdens de basisschool is dikwijls niet erg bevredigend geweest. Ze zijn soms het doelwit van pesten geweest en hierdoor hebben ze angst opgelopen in de omgang met leeftijdgenoten. In de puberteit zijn ze pas toe aan het leren omgaan met anderen volgens de regels van de basisschoolleeftijd, dat wil zeggen: vooral het doen-alsof-spel waarmee ze sociale vaardigheden leren, maar dat wordt tijdens de puberteit niet meer gespeeld. De jongere wordt dan geacht al enige sociale vaardigheden ontwikkeld te hebben en deze toe te passen op het vormen van vriendschapsrelaties en in het zoeken van een partner.

Jongeren met autisme zijn in deze periode meer bezig om hun cognitieve vaardigheden te ontwikkelen. Vaak zijn er tijdens de basisschoolperiode leerstoornissen aan het licht gekomen aan de ene kant en sterke cognitieve vaardigheden in de vorm van talenten aan de andere kant. De vaardigheden geven hen een houvast en hun belangstelling is erdoor gewekt. Hierdoor kan het ontwikkelen van cognitieve vaardigheden voor enige rust zorgen.

De overgang naar jongvolwassenheid kondigt zich aan met het doordrongen zijn van 'anders' te zijn tussen leeftijdgenoten waardoor ze niet goed kunnen aansluiten.

Jongvolwassenheid

Vaak blijkt pas tijdens de jongvolwassenheid dat er sprake is van autisme. Gedurende deze levensfase zijn er grote veranderingen die ook nog eens tegelijkertijd plaatsvinden. Voor jongeren die geen autisme hebben, zijn deze overgangen al een zware taak in hun leven. Bij jongeren met autisme blijkt dan pas dat ze niet of minder in staat zijn zelfstandig te functioneren.

Het starten van een opleiding gaat dikwijls gepaard met de noodzaak zelfstandig te gaan wonen en zo komt de onzelfstandigheid aan het licht. Op kamers gaan betekent dat ze naast de nieuwe opleiding hun eigen huishouden moeten doen, eten koken, administratie bijhouden en dergelijke. Voor veel studenten is dit al een te grote opgave. Niet voor niks voeren vele studentenhuizen een 'huishouden van Jan Steen'.

Een nieuwe omgeving betekent ook dat er een nieuw sociaal netwerk gevormd moet worden. Voor jongvolwassenen met autisme kan dit een groot probleem vormen. Het volgen van de opleiding en het zelfstandig wonen kan al zoveel energie kosten dat er geen energie meer overblijft voor het ontwikkelen van nieuwe relaties. Bovendien is dit een gebied waar ze toch al niet sterk in zijn. Ook kan het voor de jongvolwassene met autisme moeilijk zijn om aansluiting te vinden. Soms blijkt pas in deze levensfase dat de ontwikkeling anders verloopt dan bij anderen. Als een jongvolwassene nog thuis woont worden, vaak ongemerkt, veel taken gedaan door ouders of familieleden. Ouders nemen taken op zich als het er even aan herinneren dat de jongvolwassene zijn ov-jaarkaart mee moet nemen, helpen op tijd op te staan, doen de was, koken eten. Alles gebeurt volgens een plan en een structuur waar de jongvolwassene aan gewend is. Op het moment dat de jongvolwassene op zichzelf gaat wonen, valt deze structuur weg en moet hij of zij zelf een structuur ontwikkelen. Dat blijkt voor veel jongvolwassenen met autisme moeilijk te zijn.

Bij opleidingen wordt veel meer zelfstandigheid verwacht dan jongeren met autisme aankunnen. Dit geldt vooral voor het plannen van de studie en de studietaken.

> Een jonge vrouw met autisme was begonnen aan een hbo-opleiding. Intellectueel gezien zou ze dit heel goed aan moeten kunnen met haar vwo-vooropleiding. Ze had niet veel colleges en er werd veel verwacht van zelfstudie. Ze overzag dit niet en bleek niet in staat om op tijd met onderdelen te beginnen. De onduidelijkheid bracht haar veel stress.
> Na een jaar besloot ze naar het mbo te gaan. Hier was veel meer structuur en werden er meer lessen gegeven. Maar ook hier blijft ze aanlopen tegen onduidelijkheid in het programma. Een stage die ze negen maanden later moet gaan lopen, geeft haar veel spanning. Als ze op de opleiding naar informatie vraagt, wordt haar steeds gezegd dat dat nog wel komt. Ook andere leerlingen hebben last van deze onduidelijkheden, maar haar levert het extreem veel spanning op.

Tijdens de jongvolwassenheid dringt het besef 'anders' te zijn en zich niet aan te kunnen sluiten bij anderen diep door. Waar leeftijdgenoten bezig zijn hun vleugels uit te slaan en zelfstandig te worden, komen jongvolwassenen met autisme geregeld in eenzaamheid en zelfs depressie terecht. Hun cognitieve vaardigheden en talenten kunnen hen niet langer bekoren omdat duidelijk wordt dat het contact maken met anderen niet goed verloopt. Ze zien leeftijdgenoten, oude klas- en buurtgenoten relaties en carrières starten. Zelf merken ze dat hun mogelijkheden en talenten niet ten volle benut worden en ze een achterstand oplopen in levenstaken.

Volwassenheid

Tijdens de volwassenheid zijn de verschillen tussen mensen met en zonder autisme vaak goed zichtbaar. Dit hangt uiteraard ook af van de mate van autisme. Het hangt er ook van af of de diagnose autisme gesteld is. Wanneer het autisme niet zo sterk is, lijken de levenstaken met meer of minder succes vervuld te worden. Het kost echter veel energie en inzet van de mensen met autisme en de mensen daaromheen.

De volwassenheid is de periode waarin de eventuele gezinsvorming plaatsvindt. Dat betekent ook dat problemen met kinderen zichtbaar worden en diagnostiek bij de kinderen aanleiding kan geven tot een vermoeden van autisme bij de ouder. Dit is dikwijls schokkend en geruststellend tegelijk. Het toekomstperspectief wordt anders en het verleden moet in een ander daglicht geplaatst worden. Dit vraagt aanpassing, maar het is ook een geruststelling te weten dat er een verklaring is voor sommige problemen en een grens aan het vechten om te proberen te veranderen.

Mensen met autisme zijn gedurende de volwassenheid in eerste instantie niet bezig met gezinsvorming, maar eerder met de taak zelfstandig te worden. Het loskomen van ouders is een ingewikkeld proces, waarin ouders en 'kind' de grenzen van zelfstandigheid onderzoeken. Aan beide kanten zit zowel angst dat het niet kan of te snel gaat, als hoop dat het 'kind' uiteindelijk een eigen leven zal kunnen leiden.

Volwassenen met autisme hebben vaak moeite om werk te vinden dat bij hun mogelijkheden past. Inhoudelijk kunnen ze vaak meer, maar sociaal zijn de eisen in een werksituatie vaak zo groot dat ze blijven hangen in werk dat simpel is. Het geeft hen rust en frustratie tegelijk. Het trachten geschikter werk te vinden of zich te leren neerleggen bij minder geschikt werk, is vaak een belangrijk onderwerp in deze periode.

Middelbare leeftijd

De middelbare leeftijd is de periode waarin mensen hun carrière vormgeven. Ze hebben hun opleiding afgerond en hun eerste schreden op het gebied van werken gezet. De kwaliteiten en talenten worden duidelijk, de ervaring gaat vruchten afwerpen en zo vormt zich in meer of mindere mate een carrière.

Voor mensen met autisme verloopt dit dikwijls anders. Vaak zijn ze alleenstaand en zoeken ze een partner of hebben het zoeken naar een partner inmiddels opgegeven. Bij degenen die wel een partner hebben, nemen de relatieproblemen toe. Tijdens deze periode geldt dat, door de nog aarzelende en onbekende diagnostiek van volwassenen met autisme, hun autisme misschien nog niet ontdekt is. Het gaat vaak om een combinatie van mannen met autisme en vrouwen die zeer 'empathisch' zijn ingesteld. De middelbare leeftijd van de vrouw betekent ook dat de vrouw de overgang ingaat met de nadelen van mogelijke stemmingswisselingen. Een voordeel is de toename van assertiviteit. De vrouw heeft zich jarenlang aangepast aan haar man en haar kinderen gevraagd zich aan te passen aan hun vader. Op middelbare leeftijd gekomen, zie je soms dat vrouwen een grens trekken. Ze willen zich niet langer 'opofferen' en willen dat de man zich gaat aanpassen en veranderen in de richting van hun wensen. Dan komt, zeker in geval van een mannelijke partner met autisme, aan het licht dat dit niet zo eenvoudig gaat. Voor de man is het schokkend dat er zoveel verandering en aanpassing gevraagd wordt en zijn de verwijten over de afgelopen jaren pijnlijk. Voor de vrouw is het schokkend om te ervaren dat de aanpassing van de afgelopen jaren geen 'opoffering' was, maar noodzaak en dat alles niet zo veranderbaar is. Het vergt veel van de gezamenlijke partners om de relatie recht te doen en met meer kennis en ervaring de relatie te vervolgen.

De eenzaamheid van mensen met autisme zonder partner neemt gedurende deze periode toe. De weg naar de ouderdom kan zwaar gaan vallen. Het is een periode dat verwachtingen bijgesteld worden en gerouwd wordt over verloren illusies. De midlifecrisis houdt in dat men terugkijkt, maar voor iemand met autisme komt deze crisis meestal later, tijdens de ouderdom.

Ouderdom

Met het ouder worden, gaan mensen steeds sterker leven vanuit hun zelfkennis en levenservaring. Omdat het diagnosticeren van volwassenen met autisme en zonder verstandelijke beperking pas sinds kort in de belangstelling is komen te staan, is bij veel ouderen met autisme hun autisme echter nog onontdekt.
Het vinden van identiteit staat voor mensen met autisme in deze fase centraal, ook als een diagnose al gesteld is.

Een man van 67 werd opgenomen in verband met een zelfdodingspoging. Bij nader onderzoek bleek de man autisme te

hebben. Al eerder in zijn loopbaan waren er problemen geweest bij de overgang van het ene werk naar het andere. Hij had
moeite gehad met de aanpassing aan het nieuwe werk.
Toen hij met pensioen ging, was van de ene dag op de andere
zijn dagstructuur weg. Hij was niet in staat om te bedenken wat
hij zou kunnen doen. Voorstellen van anderen kon hij niet tot
uitvoering brengen. Hij werd depressief. Hij nam zijn medicatie niet goed in, omdat hij dacht dat hij het alleen moest inne-
men als hij zich slecht voelde. Daardoor werd hij depressiever
en depressiever en kwam tot de wanhopige stap. De structuur
van zijn leven tot dan toe had hem houvast gegeven.

Met het ouder worden wordt de hersenfunctie bij mensen minder
flexibel, zo ook bij mensen met autisme. Het betekent dat hun toch
al beperkte flexibiliteit nog sterker afneemt. Ze kunnen hun gedrag
minder bijsturen en zijn meer aangewezen op een partner, als ze die
hebben. Vaak is er echter geen sprake van een partner en wordt in
deze periode het idee opgegeven er een te krijgen. Soms is het lastig
zo verschillend te zijn en wordt er gescheiden. In hun eenzaamheid
kunnen mensen met autisme zich soms ontwikkelen tot 'de zonderling in de buurt'. Sociale steun is tijdens de ouderdom meer dan ooit
van belang. Het besef dat deze steun nodig is en bestaat, is voor
mensen met autisme vaak van levensbelang.
Waar mensen normaliter tijdens de ouderdom teren op hun zelfkennis, zullen mensen met autisme vaker hun identiteit moeten ontwikkelen. De diagnose autisme kan dan als het ware hun identiteit gaan
vormen. Hun autisme lijkt als gevolg daarvan extremer te worden na
de diagnose.

Gerard heeft een goede opleiding en heeft zijn leven lang geprobeerd om zijn hoofd boven water te houden. De scheiding
van zijn vrouw stortte hem in eenzaamheid. De zorg voor zijn
kind met autisme doet hem na verloop van tijd ontdekken dat
hij zelf autistische kenmerken heeft.
Inderdaad wordt de diagnose gesteld. Gerard onderkent dit en
het lijkt wel of al zijn inspanning om zijn hoofd boven water te
houden, wegvloeit. Hij kan het haast niet meer opbrengen om

zichzelf constant onder druk te zetten om sociaal goed te functioneren. Het autisme breekt door een vernis heen van 'zijn
best doen' en de omgeving ergert zich aan zijn sociaal onhan-
dige en zo kwetsbare gedrag.

Sekse

Alvorens dit hoofdstuk over de levensloop af te sluiten, is het belangrijk stil te staan bij sekse. Het maakt erg veel uit in het leven of men
een man of een vrouw is. Niet alleen dat er verschillen bestaan, maar
ook zijn er zeer verschillende verwachtingen vanuit de omgeving.
Voor een man en vrouw met autisme maakt dit nog veel meer uit. Ten
eerste blijkt de pathologie in de hersenen bij vrouwen met autisme
ernstiger te zijn. De invloed van testosteron op de ontwikkeling van
de foetus in de baarmoeder doet zich bij vrouwen sterker gelden. Een
vrouw met autisme heeft vaker een ernstiger vorm van autisme en
heeft er meer last van. De maatschappij verwacht bovendien van
vrouwen inzicht in de sociale interactie, wat nu juist het zwakke punt
is bij autisme. In feite zie je bij mannen met autisme een meer gefo-
custe vorm van autisme. Bij vrouwen ontstaat meer een algemene
hulpeloosheid.

Aandachtspunten bij hoofdstuk 6
– Autisme heeft gedurende de levensloop zowel een afnemend effect als een toenemend effect. Het afnemende effect ontstaat door
  de toenemende rijping en levenservaring. Het toenemende effect
  is cumulatief van aard. Als de aard van het autisme ernstig is,
  brengt het al vanaf de vroegste jeugd problemen met zich mee die
  niet opgelost zijn als zich een nieuwe leeftijdsfase aandient. Zo
  stapelen de problemen zich op.
– Het is van groot belang om te onderkennen dat de mens met autisme – het kind, de jongere, de volwassene – aan bepaalde onderwerpen niet toe is op de kalenderleeftijd die ervoor staat.
– Mensen met autisme zijn pas op een veel latere leeftijd aan bepaalde ontwikkelingstaken toe, op een leeftijd waarop ze allang
  andere ontwikkelingstaken zouden moeten ontwikkelen. Zo kan
  het zijn dat iemand met autisme pas in de kindertijd het besef

krijgt van de aanwezigheid van andere mensen, wanneer in de normale ontwikkeling kinderen toe zijn aan het ontwikkelen van cognitieve vaardigheden.
- Mannen met autisme zijn meer gefocust op één gebied, vrouwen met autisme vertonen meer een algemene hulpeloosheid.
- Sekse maakt veel uit bij autisme. In de aard van het autisme, maar ook in de verwachting van de omgeving.

Een patiënt met autisme bij de huisarts

Voorafgaand aan het bezoek aan de huisarts

Alle mensen met autisme zijn verschillend, zeer verschillend zelfs, met name vanwege hun verzameling verschillende leeftijden (MASIP) die bij ieder mens met ASS anders uitpakt. Er zijn ook algemene dingen die voor veel van hen gelden. Mensen met autisme zijn vaak heel precies en hebben een scherp oog voor details. Dit uit zich op alle onderwerpen waar ze mee bezig zijn. Het bezoek aan een huisarts betekent voor hen in het algemeen een lange voorbereiding. Als er niet sprake is van een acute situatie waardoor er meteen contact met een arts opgenomen moet worden, kan het zeer lang duren voordat ze de stap zetten. Ze willen graag goed voorbereid zijn. Omdat ze geen interne maat hebben wat 'goed voorbereid' is, kan dit soms extreem lang duren. Ook hebben ze vaak last van allerlei fobisch gedrag, zoals angst voor een spuit, waardoor ze tegen doktersbezoek opzien.

Menno zag er altijd erg tegenop als er bloed geprikt moest worden. Op een gegeven moment moest er wel bloed geprikt worden om te kijken wat de werking was van de medicatie. Tijdens het bloedprikken werd hij heel erg misselijk en moest hij overgeven. Hij viel nog net niet flauw. Hij vond deze situatie erg gênant. In het verleden was hij ook al wel flauwgevallen met het prikken. Menno besprak deze situatie met zijn behandelaar en kwam zo tot de volgende aanpak. Hij kreeg uitleg dat bij een spuitfobie de bloeddruk van mensen omlaag gaat, wat de kans op flauwvallen vergroot. Als je je spieren aanspant dan verhoog je je bloeddruk. Hij ging in het vervolg naar een prikpunt waar het rustiger was zodat de verpleegkundige wat meer tijd had. Verder vroeg hij de verpleegkundige om niet tegen hem te praten tijdens het prikken. Praten leidt hem af en vergroot bij hem de spanning in zo'n situatie. Met deze maatregelen lukte het Menno om zonder erg misselijk te worden en zonder flauw te vallen bloed af te laten nemen.

Uit de vragenlijst die afgenomen is (zie bijlage), blijkt de voorbereiding belangrijk te zijn en veel tijd te vergen. Vaak is het zo dat een ander de knoop door moet hakken omdat het er anders niet van lijkt te kunnen komen. Dit hangt niet samen met de aard van de klacht, het gebeurt bij onschuldige klachten net zozeer als bij ernstiger aandoeningen.

Aan de ene kant verwacht de patiënt met autisme dat hij of zij zelf goed voorbereid op bezoek bij de huisarts moet komen, aan de andere kant verwachten ze dat de arts 'alles' weet en ze niets hoeven te vertellen. Soms wordt een arts overladen met informatie, soms zwijgen ze. De lange voorbereiding betekent niet altijd dat het hen lukt om de klachten en het beloop ervan goed op een rijtje te hebben of te verwoorden. Ze nemen in het algemeen graag iemand mee om hen bij te staan. Vaak is dat hun moeder of hun partner, waarvan ze weten dat die hen begrijpt en die ook weet hoe ze met anderen en ook een huisarts om moeten gaan. Het gaat daarbij zeker ook om volwassen mensen met ASS.

Communicatie met een patiënt met autisme

Uit het onderzoek met de vragenlijst (zie bijlage) blijkt ook dat mensen met ASS in het algemeen zeer tevreden zijn met de bejegening door hun huisarts. Ze voelen zich serieus genomen door de arts die vragen stelt en hun antwoorden serieus neemt en noteert.

In de communicatie met een patiënt met ASS is het belangrijk om geduld te hebben, en de tijd te nemen dat de patiënt het antwoord kan vinden in zijn of haar hoofd en tot de productie van taal kan komen. Dit proces duurt vaak langer bij mensen met autisme. Soms duurt het lang voordat er een antwoord komt op een vraag die simpel lijkt. Het gaat ook niet alleen om begrip van een vraag, zoals bij mensen zonder ASS als het antwoord langer duurt, of dat ze het antwoord niet zouden weten. Het gaat bij mensen met ASS om de vertraging van informatie en het proces tot productie van taal vanuit de hersenen, waardoor het antwoorden vertraging oploopt. Ook is het voor mensen met ASS niet altijd duidelijk dat er een vraag gesteld is en er een antwoord verwacht wordt. In dat geval is het bij twijfel verstandig om te zeggen dat er een antwoord wordt verwacht op de vraag en de vraag zo letterlijk mogelijk te herhalen. Dat laatste is om te voorkomen dat de patiënt voor de nieuw geformuleerde vraag weer het hele taalproductieproces door moet gaan. Als het erop lijkt dat de patiënt de vraag niet heeft begrepen, is het daarom verstandig om over te gaan op een alternatieve verwoording: 'Ik bedoel...', in plaats van te vragen of ze het begrepen hebben. Ook zijn er mensen met ASS die het moeilijk vinden een antwoord te geven op een vraag. Ze weten het antwoord niet goed te formuleren. Het aanbieden van verschillende alternatieven kan dan een oplossing bieden. In de communicatie met mensen met ASS is het handig om het te hebben over de communicatie. Dus als er een lange stilte valt, aan de persoon te vragen of hij of zij aan het nadenken is en daarvoor tijd nodig heeft, of dat hij of zij niet weet wat te zeggen. Of het opsommen van alternatieven handig is of juist een stilte om het denkproces niet te verstoren.

Sommige mensen met ASS hebben last van breedsprakigheid. Het is niet altijd duidelijk waar de stroom woorden naartoe leidt. Het onderbreken van de woordenstroom kan erg lastig zijn voor de persoon met autisme. Dit heeft ermee te maken dat mensen met ASS uit ervaring weten dat ze slecht in staat zijn om te onthouden wat ze wilden zeggen als een ander hen onderbreekt. Ze raken de draad van hun verhaal kwijt bij onderbreking. Ze vertellen vaak veel details, omdat ze niet weten dát het details zijn, ze kunnen niet altijd onderscheiden wat belangrijk is om te vertellen en wat niet. Vaak vinden ze het niet prettig om eerst de clou te vertellen en vinden ze het nodig om het gehele verhaal eerst te doen. Nu kan het lastig zijn voor de luisteraar om de draad te pakken te krijgen, omdat men gemakkelijk ondergesneeuwd raakt in de woordenvloed. Het is beter om in te breken in het verhaal en een interventie te plegen naar het begrijpen van het verhaal: 'Begrijp ik goed dat u bedoelt...?' Voor mensen met autisme is het vaak verbazingwekkend hoe snel een ander doorheeft waar het om gaat. Ze vinden het heel prettig om te merken dat hun boodschap is overgekomen.

Het is goed mogelijk dat de patiënt met autisme geen oogcontact maakt, of nauwelijks. Dit komt niet omdat hij of zij het oogcontact wil vermijden. In ogen is veel activiteit te zien en wordt enorm veel informatie afgegeven. Voor mensen met autisme kan dit te veel zijn om te kunnen verwerken. Ze wenden hun ogen af om tot rust te komen en zich te concentreren op hetgeen ze willen zeggen of op wat er gezegd wordt. Alle informatie die op hen afkomt los van de ogen is al erg veel om te verwerken.

Het is ook vaak bevorderlijk als de patiënt een rustig punt heeft waarnaar gekeken kan worden, zodat de concentratie verhoogd kan worden. Het onderstaande voorbeeld schetst hoeveel verschil de aankleding van de ruimte al kan maken.

Maarten is in gesprek met zijn therapeut over zijn vastgelopen huwelijk. Ondertussen kijkt hij strak over de schouder van de therapeut heen. Deze kijkt om, om te zien waar hij naar kijkt, reflexmatig zoals mensen dat doen. Ze ziet niets en vraagt aan Maarten wat er aan de hand is. 'Niets,' zegt hij, 'dat heb ik altijd met mensen dat ze vragen waar ik naar kijk, maar er is niets'. 'Maar je keek zo intens,' reageert zijn therapeut uitnodigend, en Maarten legt uit. 'Achter je hangt vitrage in plooien en daar doorheen zie ik een schoorsteenpijp en nu probeer ik die pijp in een plooi te laten vallen. Dan heb ik een rustiger beeld en kan ik me beter concentreren, want het is zo belangrijk waar we het over hebben.' In plaats van ongeïnteresseerd en meer gericht op iets anders, blijkt Maarten zich dus in te spannen om zich beter te kunnen concentreren. De zitplaatsen worden voortaan verruild, zodat Maarten een witte muur voor zich heeft met een rustiger beeld.

Het is voor mensen met autisme vaak prettig om uitleg te krijgen wat er van hen verwacht wordt in een gesprek met een arts. De gespreksregels, de aard van de communicatie en gesprekscodes zijn hen niet altijd duidelijk.

Voorbeelden van uitleg zijn:

1   dat een huisarts op basis van symptomen kan ontdekken wat er aan de hand is;

2 dat het vragen naar psychische onderwerpen geen nieuwsgierigheid is, maar noodzakelijke informatie om lichamelijke klachten te plaatsen;
3 dat een arts niet altijd álles hoeft te weten, omdat hij of zij soms bij een bepaald symptoom al weet wat er aan de hand is of juist niet aan de hand is op grond van een specifiek symptoom;
4 dat een huisarts graag alle klachten hoort, want ook al denkt de patiënt dat ze niet samenhangen, dat het voor de arts belangrijke informatie kan zijn;
5 dat het bij veel klachten zo is dat de arts het beloop er eerst van wil aanzien. Anders worden er misschien overbodige ingrepen gedaan. Het volgende voorbeeld illustreert de noodzaak van de uitleg.

> Ik vind het vervelend als een huisarts zegt: wacht nog even af, we doen nu nog niks. Op dat moment weet ik niks terug te zeggen en sta ik dus weer buiten zonder resultaat. Ik ga namelijk echt niet zomaar naar de huisarts.

Naast de gesprekskaders zijn er de algemene regels die behulpzaam zijn in communicatie, zoals beurt geven, luisteren, niet van de hak op de tak springen, geen dubbele vragen stellen, vriendelijk en respectvol zijn. Voor mensen met autisme gelden deze ook, maar ze zijn soms van groter belang om een communicatie goed te laten verlopen. Daarnaast zijn enkele specifieke punten van belang voor gesprekken met mensen met ASS, die uit de vorige hoofdstukken duidelijk zijn geworden.
1 Onthaasting, veel mensen met autisme hebben een vertraging waardoor ze langer nodig hebben tussen gedachte en taalproductie.
2 Bij breedsprakigheid is het vaak zo dat de patiënt met autisme uit zorg te vergeten wat gezegd moet worden, doorpraat en veel details vertelt. Het is dan zinnig om proberen samen te vatten als check of de boodschap begrepen is.
3 Het is prettig om een rustig punt te hebben om naar te kunnen kijken, zodat de noodzakelijke concentratie bereikt kan worden.

4 Mensen met ASS zijn in het algemeen heel goed in het aanvoelen van stress en negativiteit bij de ander. Het is daarom extra belangrijk rustig en vriendelijk te zijn en de tijd te nemen.

5 Mensen met ASS hebben meestal niet de neiging om feedback te geven als iemand het niet goed doet. Bij belangrijke zaken is het verstandig om even te checken of alles goed is overgekomen.

6 Complexe zinnen geven meer aanleiding tot communicatiestoornissen, gesloten vragen (waar alleen een ja of nee mogelijk is) minder.

7 Vaak ontbreekt het bij mensen met ASS aan de basale kennis over gespreksvoering. Daarom is het belangrijk om uitleg te geven over het gesprekskader. Dat geldt ook voor de afronding van een gesprek. Het aangeven dat het gesprek beëindigd is en wat het resultaat is van het gesprek is in dat geval erg prettig. Het afronden van een gesprek is voor hen niet altijd eenvoudig.

8 Mensen met ASS gaan niet altijd spontaan verder na een vraag. Ze interpreteren de vraag niet altijd zo breed als hij bedoeld is. Bijvoorbeeld:
Weet u wanneer deze klacht begon?
Ja.
Kunt u zeggen wanneer dat was?
Ja.
Welke dag begon de klacht?
Dinsdag.
Afgelopen dinsdag?
Praktischer is om een vraag te stellen met een uitleg over de context:
Ik wil graag weten wanneer de klacht begon. Wanneer begon de klacht?

9 Mensen met ASS hebben de neiging vrij feitelijk te communiceren, zonder dat de emoties daarbij betrokken zijn. Het gevolg is dat ze 'bot' en 'tactloos' over kunnen komen, zonder dat er sprake is van enige bedoeling in die richting.

10 In de vragenlijst (zie bijlage) geven mensen aan dat ze graag willen dat de arts doorvraagt.

11 Mensen met ASS zijn bij de arts vaak bang dat ze zich niet goed uit kunnen drukken en deze angst neemt toe als de arts de tijd niet neemt voor het gesprek.

12 De afronding van het gesprek verdient aandacht, maar ook het vervolg. Het is vaak noodzakelijk heel precies het vervolg en de

verwachtingen daarbij te bespreken. De patiënt met autisme heeft het vaak nodig, ook bij een verwijzing om duidelijk te krijgen wat er precies van hem of haar verwacht wordt en wat er gaat gebeuren.

13 Hoe simpel het communiceren van een afspraak ook lijkt, bij mensen met autisme is dit niet altijd eenvoudig. Door hun gebrek aan tijdsbesef kunnen mensen met ASS hun afspraak missen doordat ze op een verkeerde dag op de goede tijd op hun afspraak komen, helemaal niet, of de goede dag, maar de verkeerde tijd.

Herkenning van lichamelijke klachten

Mensen met autisme kennen zichzelf op psychologisch en lichamelijk gebied vaak weinig. De onbekendheid met zichzelf strekt zich ook uit tot een gebrek aan kennis over lichamelijke klachten. Het precies aangeven waar het probleem zit en wat de aard van het probleem is, kost hen vaak veel moeite. Het bewust ervaren van pijn is, door het vertraagd reageren van het autonome zenuwstelsel, bij mensen met ASS vaak belemmerd. Het bewust zijn van gevoelens en gedachten ook, hoewel dat niet altijd merkbaar is in hun vaak uitstekende conclusies op basis van een logische redenering. Als het van belang is te weten of er een lichamelijke sensatie is en zo ja, welke, dan is het zinnig om alternatieven aan te bieden en grove categorieën van gevoelens. Het liefst in gesloten vragen, omdat die minder aanleiding geven tot communicatiestoornissen:

Het u pijn in/aan uw ...?
Had u gisteren deze klacht al?

Het is niet altijd mogelijk bij mensen met autisme om daadwerkelijk te achterhalen wat hun klacht precies is en waar de pijn zit bijvoorbeeld. Ook kan het bevorderen van gezond gedrag op problemen stuiten. Vaak is er uit angst voor voedsel een beperkt voedselinnamepatroon ontstaan. Het herkennen van pijn, honger, dorst of verzadiging is niet bij iedereen met autisme vanzelfsprekend. Het is verstandig om daar rekening mee te houden en de onderwerpen waarvan men zou denken dat een patiënt die vanzelfsprekend zegt als daar een probleem mee is, zoals drinken, eten en slapen, toch in concrete termen te bespreken. Mensen met autisme melden namelijk niet altijd wat voor een ander vanzelfsprekend zou zijn om te vertellen.

Herkenning van psychosomatische aandoeningen

Wat voor de herkenning van lichamelijke klachten het geval is, geldt in nog belangrijker mate voor psychosomatische problematiek. Door het minder bewust zijn van gedachten en gevoelens, is het voor mensen met autisme slecht te achterhalen hoe ze zich voelen. Dit stuit op problemen als dit binnen een kort tijdsbestek gecommuniceerd moet worden. Het eerder genoemde voorbeeld van Casper met zijn oogvocht dat hij niet als tranen herkende, maakt duidelijk hoe groot het gebrek aan zelfkennis kan zijn.

Omdat angst en stress een belangrijke rol spelen, doen zich psychosomatische aandoeningen voor, maar deze worden vaak niet als zodanig herkend door de persoon zelf. Nu is het in het algemeen zo dat mensen met psychosomatische aandoeningen last hebben om inzicht te hebben in de psychische component. Als iemand lichamelijk iets voelt, wordt het als lichamelijk gezien. Bij mensen met autisme ontstaat vaak het probleem dat het niet als psychisch wordt ervaren, omdat het bewust zijn van gedachten en gevoelens niet altijd zo sterk is, en alleen het lichamelijke tot het bewustzijn doordringt.
Een huisarts is voor hen veelal iemand waarmee je over lichamelijke problemen praat, niet over psychische. Dat een huisarts in de eerste lijn werkt en sturend en verwijzend kan zijn op het brede vlak is voor hen niet echt aan de orde. Hun omgeving kan de psychische component vaak wel zien, terwijl de persoon zelf die niet bewust ervaart. Mensen met ASS zien de huisarts vaak niet als iemand waar je ook over psychische problemen kunt praten.

Medische aandoeningen en kenmerken

Autisme is geen lichamelijk ziekte, niettemin zijn er door de aard van rijping en de samenstelling van het genetisch patroon medische aandoeningen aanwijsbaar die vaker voorkomen.
1   Het atopisch syndroom, met onder andere voedselallergie, COPD en constitutioneel eczeem komt vaker voor bij kinderen met een ontwikkelingsstoornis, wat ASS is. Bij voedselallergie werd gedacht aan een allergie, maar er bleken geen allergenen gevonden te worden en geen IgE-reactie in het bloed te zitten. Het lijkt eerder de uiting van een zwak immuunsysteem dat nog uit moet rijpen. Iets wat bij de meeste kinderen ook gebeurt.

2   Het probleem van trage rijping van het centrale zenuwstelsel is
     ook te vinden in het atypisch functioneren van de zintuigen. De
     huid kan zo gevoelig zijn dat een lichte aanraking of streling on-
     aangenaam kan voelen, terwijl een net iets sterkere druk aange-
     naam kan voelen. Het lichamelijk onderzoek bij de huisarts kan
     bij een overgevoelige huid als zeer onaangenaam ervaren worden.
     Ook de andere zintuigen kunnen deze – vertraagde of afwijkende
     – ontwikkeling doormaken.

3   Kinderen met ASS kunnen oorproblemen hebben door de latere
     uitrijping van de oororganen. Het differentiëren tussen
     achtergrond- en voorgrondgeluiden is soms helemaal niet ont-
     wikkeld, waardoor ze alles even hard horen.

4   Ervaring van pijn kan vertraagd zijn of nauwelijks aanwezig. Dit
     hangt mede samen met het zichzelf goed in trance kunnen bren-
     gen. Soms brengen ze zichzelf, bijvoorbeeld bij een tandarts, in
     een roes van verdoving zonder dat er medicatie aan te pas komt.

5   Kinderen met ASS hebben mogelijk meer risico op hersenvlies-
     ontsteking als baby.

6   Hoge koorts met wegvallen van bewustzijn komt mogelijk vaker
     voor bij kinderen met ASS.

7   Mensen met ASS hebben een verhoogd risico op epileptische
     aanvallen tijdens hun peutertijd en tijdens de puberteit.

8   Na een hersenschudding zullen mensen met ASS vermoedelijk
     langere tijd nodig hebben om bij bewustzijn terug te keren en
     vooral om weer volledig bij bewustzijn te zijn.

9   Therapietrouw bij mensen met ASS kan een probleem vormen
     omdat hun besef van tijd vaak een probleem is en zij daarom niet
     automatisch denken aan de inname van medicatie.

10   Er is geen medicatie voor genezing van ASS, alleen eventueel voor
     bijverschijnselen. Medicatie kan echter atypisch werken bij men-
     sen met ASS (zie hoofdstuk 5).

Omstandigheden rond het bezoek aan de huisarts

Voor veel mensen met autisme zijn telefoongesprekken lastig en is
het telefonisch een afspraak maken via de assistente erg lastig. Ze
willen het liefst rechtstreeks naar een spreekuur gaan. Velen noemden in de vragenlijst dat het lastig is omdat de assistente vaak niet
duidelijk krijgt wat er aan de hand is. E-mail zou eenvoudiger voor
hen zijn.

Het probleem formuleren in termen van vergoeding van ziektekosten, is vaak lastig. Er ontstaat de angst dat ze door hun schuld niet goed communiceren en het niet vergoed zullen kunnen krijgen. Door de angst niet begrepen te worden, die ook door de lange voorbereiding niet wordt weggenomen, zien mensen met ASS tegen het huisartsenbezoek op.

Over de wachtkamer wordt in de vragenlijst zowel positief als negatief gesproken. Het lijkt samen te hangen met zenuwachtig zijn voor het bezoek en de ernst van de klacht.

Zoals hierboven besproken nemen mensen met autisme graag iemand mee naar de huisarts, meestal een van de ouders en meestal de moeder. Het betrekken van de familie bij een patiënt met autisme is zinvol omdat een onderwerp dan in een grotere context gezet wordt en de familie als het ware de vertaalslag naar de persoon met autisme kan maken.

Mensen met autisme hebben vaak meer hulpverleners. Zij ervaren echter dat de huisarts te weinig op de hoogte wordt gesteld door andere hulpverleners.

Kennismaken thuis zodat de omgeving ook bekend is, wordt erg op prijs gesteld en helpt om zich beter in de situatie van de patiënt met autisme in te leven. Zo ook het informeren naar wat autisme voor de patiënt betekent.

Vermoeden van autisme bij een patiënt met ASS

Bij een vermoeden van een kind, adolescent of volwassene met ASS is het verstandig om het als mogelijkheid te benoemen. Omdat het heel gevoelig ligt, is het noodzakelijk om redelijk zeker te zijn voordat het benoemd wordt. In de GGZ-instellingen bestaat in het algemeen de mogelijkheid voor de diagnose van ASS.

Aandachtspunten bij hoofdstuk 7
– **Patiënten met ASS bereiden zich vaak langdurig voor op een bezoek aan de huisarts. Dat wil niet zeggen dat het hen altijd lukt om de arts de noodzakelijke informatie te geven.**
– **Mensen met autisme hebben vaak moeite om te verwoorden wat hun klacht is.**
– **Veel mensen met ASS nemen graag iemand mee op huisartsenbezoek, vaak een van de ouders.**

- Mensen met autisme hebben onthaasting nodig. Het huisartsen-bezoek verloopt veel efficiënter als de patiënt rustig en vriendelijk benaderd wordt en de tijd krijgt om een antwoord op een vraag te produceren.
- Veel mensen met ASS hebben het nodig om uitleg te krijgen over wat er van hen verwacht wordt bij een huisartsenbezoek en wat de reden van de vragen van de arts is.
- Mensen met autisme kunnen vaak moeizaam herkennen wat ze voelen of ervaren.
- Op psychisch gebied is het vaak nog moeilijker dan op lichame-lijk gebied om te herkennen wat ze denken en voelen. Psychoso-matische klachten zijn voor hen moeilijk te plaatsen in psychische conditie.
- Mensen met autisme hebben verschillende lichamelijke aandoe-ningen die horen bij een vertraagde rijping.
- Mensen met autisme hebben vaak fobische klachten, vaker komt bijvoorbeeld een spuitfobie voor.
- Wanneer ze een nog onrijpe huid hebben die extra gevoelig is voor aanrakingen, kan lichamelijk onderzoek onaangenaam voelen.

Onderstaande gegevens zijn aan verandering onderhevig. Om het zo actueel mogelijk te houden, wordt in nieuwe edities het overzicht bijgewerkt.

Verenigingen

Nederlandse Vereniging voor Autisme (NVA)
Prof. Bronkhorstlaan 10
3723 MB Bilthoven
tel.: 030 - 2299800
e-mail: info@autisme-nva.nl
website: www.autisme-nva.nl
Informatie- en advieslijn: 0900 - 2884763

Personen uit het Autisme Spectrum (PAS-Nederland)
J.M. van der Meijstraat 9
1333 PH Almere
Informatienummer: 030 - 711 35 91
website: www.pasnederland.nl

Behandeling/begeleiding

Algemeen
MEE (voor ondersteuning in zoeken naar zorg/begeleiding)
MEE-bureaus zijn overal in Nederland. U kunt een MEE-bureau bij u in de buurt vinden via de website: www.mee.nl of
tel.: 0900 - 9998888 (landelijk nummer, lokaal tarief)

GGZ

GGZ-instellingen werken regionaal in heel Nederland. Er is een verwijzing van de eigen huisarts, psychiater, eerstelijns- of GZ-psycholoog nodig.

Instellingen voor behandeling van autisme

Kiesbeter.nl
In opdracht van het ministerie van Volksgezondheid, Welzijn en Sport is een informatiepunt gemaakt om betrouwbare informatie te geven over zorg en gezondheid. Via dit informatiepunt zijn ook instellingen te vinden die diagnostiek en behandeling van autisme verzorgen.
P/a RIVM, Postbus 1, 3720 BA Bilthoven
tel: 0900 - 1237890 (€ 0,30 per minuut, werkdagen 9.00-18.00 uur)
e-mail: info@kiesbeter.nl
website: www.kiesbeter.nl

Op de site van de Nederlandse Vereniging voor Autisme zijn veel GGZ-instellingen genoemd waar men terechtkan voor diagnostiek en behandeling van autisme bij volwassenen.

www.cass18plus.nl
Stichting Consortium Autisme Spectrum Stoornissen bij Volwassenen (CASS18+)
Informatie over diagnostiek en behandeling van volwassen mensen met autisme en de aangesloten instellingen waar deze hulp geboden wordt.

Voorwaardenscheppende regelingen voor behandeling

AWBZ: Algemene Wet Bijzondere Ziektekosten
Wmo: Wet maatschappelijke ondersteuning
pgb: persoonsgebonden budget

Ministerie van Volksgezondheid, Welzijn en Sport
Postbus 20350
2500 EJ Den Haag
Bezoekadres:
Parnassusplein 5
2511 VX Den Haag

publieksvoorlichting (werkdagen van 09.00 tot 17.00 uur):
tel.: 0800 - 8051
website: www.rijksoverheid.nl

Overige websites

http://pgb.startpagina.nl/
www.pgb.nl
www.pgb-vg.nl/
www.zoekpgbzorg.nl/

Onderwijs/opleiding

Rugzakje
Ministerie van Onderwijs, Cultuur en Wetenschap
Postbus 20002
2500 EA Den Haag
tel.: 0800 - 8051 (gratis, werkdagen van 09.00 tot 21.00 uur)
website: www.rijksoverheid.nl

Overige websites:
http://leerlinggebondenfinanciering.startpagina.nl/
www.oudersenrugzak.nl

Studiefinanciering
Dienst Uitvoering Onderwijs (DUO)
tel.: 050 - 5997755
website: www.ib-groep.nl

Handicap en studie
website: www.onderwijsenhandicap.nl

Wonen

Woonpunt Autisme
Het Woonpunt Autisme is een initiatief van de Nederlandse Vereniging voor Autisme. De NVA maakt zich samen met het Woonpunt

Autisme sterk voor passende woonomgeving voor kinderen en volwassenen met autisme. Via de site kan informatie en advies verkre-
gen worden.
website: www.woonpuntautisme.nl

RIBW (Regionale Instelling voor Beschermd Wonen)
RIBW Alliantie
De Werf 15
2544 EH Den Haag
tel.: 070 - 3210214
e-mail: info@ribwalliantie.nl
website: www.ribwalliantie.nl

Werk

Wajong en IRO
UWV: www.uwv.nl
tel.: 0900 - 9294 (lokaal tarief)

CWI (Centrum voor Werk en Inkomen)
website: www.werk.nl

Overige sites:
http://wajong.startpagina.nl/

België

Vlaamse Vereniging Autisme (VVA)
Groot Begijnhof 14
9040 Gent
tel.: (+32) 078 - 152252
website: www.autismevlaanderen.be

PASS-groep
Zelfhulpgroep voor en door (jong)volwassenen met autisme in
Vlaanderen
website: www.pass-partout.be

Autisme Centraal
(kennis- en ondersteuningscentrum autisme)
Groot Begijnhof 85
9040 Gent
tel.: (+32) 09 - 2381818
website: www.autismecentraal.com

Overige sites:
http://autisme.start.be/

Overige adressen

Internetstartpagina's met betrekking tot autisme:
www.autisme.startkabel.nl
www.autisme.startpagina.nl
www.autsider.net
(Autsider is gericht op het delen van praktijkervaringen van erva-
ringsdeskundigen en het geven van informatie aan de mensen zelf en
hun ouders. Het medium is in de hoofdzaak het internet.)

Bijlage
Vragenlijst Patiënt met Autisme

In deze bijlage zijn enkele conclusies opgenomen uit de vragenlijst die ten behoeve van dit boek is afgenomen bij mensen met ASS. De vragenlijst bestond uit 20 open en gesloten vragen, waaronder enkele opgedeeld in subvragen.

De vragenlijsten zijn afgenomen bij mensen met ASS of een vermoeden ervan. De antwoorden hoeven niet altijd specifiek voor ASS te zijn. De lijsten zijn met name verspreid via PAS-Nederland die een specifiek deel van de mensen met ASS bereikt. Naar verwachting zijn dit hoogopgeleide mensen, veel mensen met het syndroom van Asperger (diagnose DSM-IV) of mild ASS (vermoedelijke diagnose DSM-IV). Het zijn meer 'naar buiten gerichte' mensen met autisme. Het gaat om een beperkte groep van 37 personen. De conclusies zijn daarom niet te generaliseren naar de gehele populatie van mensen met ASS. Het was de bedoeling om enige aanwijzingen vanuit de doelgroep te ontvangen. Daar waar de aanwijzingen, naar theoretische deductie, aansluiten bij de algemene doelgroep zijn de opmerkingen meegenomen in dit boek. Hieronder staan enkele van de conclusies. Er is mogelijk een vervolgonderzoek op deze beperkte afname te verwachten. De vragenlijst is opgesteld door Marijke Gottmer (Altrecht Utrecht, Autismeteam volwassenen) en Karin van den Bosch (PAS-Nederland). In overleg met Gottmer, Van den Bosch en Delfos is de vragenlijst definitief samengesteld. Karin van den Bosch heeft een belangrijke rol gespeeld in de verspreiding. Marijke Gottmer heeft de resultaten bewerkt.

Algemene gegevens

De meeste mensen die de lijst hebben ingevuld (32) zijn tussen de 20 en 60 jaar. Er zijn er 2 onder de 20 en 1 boven de 60 die de lijst hebben ingevuld. De grootste groep (13) is tussen de 40 en 50 jaar. Nagenoeg 50% van degenen die de lijst hebben ingevuld is vrouw. Dit is bijzonder aangezien de prevalentie van autisme bij vrouwen lager is dan bij mannen. De laatste jaren wordt autisme bij vrouwen vaker herkend, maar nog steeds prevaleren mannen. De meeste respondenten (34 van de 37) hebben een diagnose in het autismespectrum, bij drie anderen bestaat een vermoeden van ASS.

Van deze respondenten zijn 32 mensen het afgelopen jaar naar de huisarts geweest. Daarvan is twee derde minder vaak dan één keer per maand geweest, maar vaker dan één keer per jaar.

Bijna de helft (17) vindt het geslacht van de huisarts niet van belang. Het geslacht van de persoon zelf maakt daarbij geen verschil. De mensen die hebben aangegeven dat ze het geslacht van een huisarts niet van belang vinden, hebben vaak als argument dat ze de huisarts meer als een functie zien en niet als een persoon op zich. Het gaat er meer om dat er geluisterd wordt, je begrepen wordt en er een goede band opgebouwd wordt met de huisarts. Bij de mensen die het geslacht van de huisarts wel belangrijk vinden zijn er meerderen die aangeven dat ze zich beter begrepen voelen door een vrouwelijke huisarts. Een vrouw kan meer invoelend, geduldiger zijn, of men voelt zich erbij meer op het gemak. Bij degenen die de voorkeur geven aan een mannelijke huisarts speelt dat ze zich niet op hun gemak voelen bij een vrouw (zelf man zijnde) en dat een mannelijk huisarts meer to the point kan zijn. Bij lichamelijk onderzoek wordt diverse malen aangegeven dat dat het prettigst is als dat gedaan wordt door iemand van het eigen geslacht.

Het maken van een afspraak

Bijna de helft van de mensen (15) vindt het maken van een afspraak lastig. Het is de vraag hoe dit zou zijn bij mensen zonder autisme. Bij de toelichtingen op deze vraag valt op dat het maken van een afspraak via de telefoon lastig is voor veel mensen met ASS. Het telefoneren zelf kan eng zijn, maar ook het tijdstip waarop gebeld moet worden en de tijd dat je moet wachten aan de telefoon geeft spanning. Als er niet gelijk contact tot stand komt, kan het moeilijker worden om daarna nog weer te bellen, omdat het telefoongesprek voorbereid was en de concentratie door het wachten kan zakken. Sommige mensen lossen het op door naar de huisartsenpraktijk toe te gaan als die in de buurt is. Een paar mensen geven aan dat ze het besluit om naar de huisarts te gaan het meest lastige vinden. Als dat besluit eenmaal genomen is, dan is het maken van een afspraak niet meer lastig.

Mensen die het niet lastig vinden een afspraak te maken, geven aan dat ze geen moeite hebben met telefoneren en dat het maken van een afspraak geruststellend kan zijn.

De meeste mensen (27) zouden het liefst gelijk naar een spreekuur gaan terwijl dat nu in veel minder gevallen (15) mogelijk is. Er zijn er relatief weinig die de voorkeur geven aan het telefonisch contact leggen met de huisarts. Een grote voorkeur (14) is er voor het leggen van contact via e-mail terwijl dat nu nog bijna niet mogelijk is. Face-to-facecontact wordt op prijs gesteld omdat dan beter duidelijk gemaakt kan worden wat je wil. De huisarts kan dan beter doorvragen en meer geruststelling geven. Hoewel e-mailcontact ook diverse malen wordt geopperd, wordt hierbij ook aangegeven dat het interactieve hierbij gemist wordt en dat mail verkeerd over kan komen. Als de voorkeur aan e-mail wordt gegeven, is dat omdat de andere opties (telefoon/face-to-facecontact) te veel spanning oproepen. Met e-mail heb je de tijd aan jezelf. In ongeveer twee derde van de gevallen moet eerst aan de assistente van de huisarts verteld worden waarvoor een afspraak gemaakt wordt. Van de 30 mensen die een toelichting op deze vraag geschreven hebben, vindt bijna de helft (14) het vervelend dat het moet. Sommigen vinden het vervelend omdat de assistente niet goed kan inschatten wat bedoeld wordt. Een aantal keer wordt aangegeven dat het lastig is om kort en bondig een complexe situatie aan de assistente uit te moeten leggen. Iemand vindt het zo moeilijk dat hij/zij de afspraak bij de huisarts daarvoor lang uitstelt. Een paar keer wordt genoemd dat het besluit nemen om naar de huisarts te gaan al heel moeilijk is, en het dan nog lastiger wordt als een assistente gaat proberen te bepalen of een afspraak noodzakelijk is. De bedoeling van de vragen van de assistente wordt niet altijd begrepen. Het ligt ook aan het onderwerp waarover het gaat. Als het gaat om psychische onderwerpen wordt het over het algemeen lastiger gevonden om de assistente eerst te moeten vertellen waarover de afspraak gaat. Een aantal mensen geeft aan dat ze het gewoon zeggen als ze geen toelichting willen geven. Dit wordt dan geaccepteerd door de assistente.

Het bezoek aan de huisarts

Veel mensen (15) zien op tegen een bezoek aan de huisarts. Diverse keren wordt aangegeven dat als de klacht duidelijk is, er minder tegen een bezoek aan de huisarts wordt opgezien. Een bezoek aan de huisarts kan stressvol zijn vanwege de angst om verkeerd begrepen te worden. Een aantal ervaart spanning in het wachten in de wachtkamer, vanwege het feit dat het spreekuur altijd uitloopt en de tijdsdruk waaronder een afspraak staat. Een aantal geeft aan bang te zijn een zeur genoemd te worden of zich bezwaard te voelen gebruik te maken van andermans tijd. Het feit dat een huisartsenbezoek een sociale gebeurtenis is kan op zich al spanning oproepen. De problemen bij het bezoek aan de huisarts liggen dus vooral in de sfeer van de sociale interactie, communicatie en onzekerheid om begrepen te zullen worden.

Bij degenen die niet opzien tegen een bezoek aan de huisarts speelt het vaak een grote rol dat ze hun huisarts goed kennen en die als begripvol en/of aardig wordt ervaren.

Iemand meenemen

Opvallend veel mensen (21) zouden iemand willen meenemen naar de huisarts. Zeker als je bedenkt dat het hier om volwassen mensen gaat, is dat opvallend. Iemand wordt meegenomen om het woord te kunnen doen als dat nodig is. Of dat de ander dingen kan vertellen die anders vergeten worden. Er wordt ook aangegeven dat als het gaat om iets wat de relatie betreft, iemand wordt meegenomen (de partner). Een persoon geeft aan dat de huisarts en zijn begeleider in zijn bijzijn over hem praten en niet met hem. Dat wordt als zeer vervelend ervaren. De persoon voelt zich niet serieus genomen. Bij begeleiding van een bezoek aan de huisarts wordt het meest een beroep gedaan op een van de ouders, het meest op de moeder.

Mensen die het niet nodig vinden om iemand mee te nemen, vinden dat het om hun eigen zaken gaat of geven bijvoorbeeld aan dat ze hun eigen boontjes wel kunnen doppen. Iemand geeft aan dat hij/zij vrijuit wil kunnen praten zonder dat er een vertekening vanuit de omgeving plaatsvindt. Een aantal geeft aan dat ze niet zouden weten wie ze mee zouden kunnen nemen.

De wachtkamer

De reactie over de wachtkamersituatie is bij deze respondenten ver-
deeld. Van degenen die een toelichting op deze vraag hebben ingevuld zijn er 9 positief over de wachtkamer van de huisarts, 12 laten
zich in neutrale bewoordingen uit over de wachtkamer en 13 zijn zeer
negatief over de wachtkamer. Hoe de wachtkamer van de huisarts
wordt ervaren, hangt af van de situatie in de wachtkamer (zijn er veel
kinderen, moet er lang gewacht worden?), maar ook van de reden
van het bezoek aan de huisarts. Als je voor iets ellendigs komt kan
het naar zijn. Het feit dat iedereen er zit en niks tegen elkaar gezegd
wordt, wordt als ongemakkelijk gevoeld door verschillende personen. Iemand noemt: 'Altijd onprettig want je weet nooit wie er ineens
binnenkomt.' Er is een aantal mensen dat zich bekeken voelt in de
wachtkamer. Twee keer wordt genoemd dat er muziek wordt ge-
draaid in de wachtkamer, en dit wordt als zeer vervelend ervaren.
Degenen die zich positief over de wachtkamer uitlaten, vinden de
wachtkamer over het algemeen rustig en prettig. Sommigen noemen
dat de wachtkamer sfeervol, gezellig of huiselijk is. Bij de neutrale
antwoorden wordt de wachtkamer beoordeeld naar zijn functie: gewoon een wachthok of normaal.

Het vertellen van de klacht

Meer dan de helft vindt het een probleem om duidelijk te maken wat
de klacht is. Dat zou kunnen verklaren waarom er zoveel mensen met
ASS zijn binnen deze respondenten die het prettig vinden om iemand
mee te nemen naar de huisarts. Diverse keren wordt gemeld dat op
het moment zelf wordt vergeten wat er allemaal meespeelt en dat
iemand dan met een onbevredigend gevoel weer buiten staat. Iemand
anders geeft aan dat hij/zij eerder te veel dan te weinig informatie
geeft. Het kan lastig zijn om aan te geven hoeveel pijn wordt ervaren
of waar de pijn precies zit. De manier waarop de huisarts omgaat met
het vertellen van de klacht, kan het gemakkelijk maken. Een huisarts
die goed luistert of die navraagt of doorvraagt wordt als prettig ervaren. De vraagstelling van de huisarts kan iemand op een verkeerd
been zetten. Zo is bijvoorbeeld: Wat kan ik voor je doen? lastiger te
beantwoorden dan: Wat is de reden van je bezoek? Ook wordt genoemd dat het moeilijk kan zijn om de klacht concreet te formuleren,
Niet om het duidelijk te maken, maar wel voor anderen om het te

begrijpen en er iets mee te kunnen. Verschillende mensen die het als niet lastig ervaren om de klacht te vertellen, geven aan dat ze van tevoren al hebben uitgezocht wat er met hen aan de hand zou kunnen zijn. Sommigen worden hierbij ondersteund door hun medische achtergrond. Een paar keer wordt gemeld dat het meenemen van een briefje waar alles op staat kan ondersteunen in het duidelijk maken van de klacht, en niks vergeten te vertellen.

Meer tijd voor het bezoek

Opvallend veel mensen (25) zouden graag meer tijd bij de huisarts krijgen. Diverse keren wordt gemeld dat mensen, als ze meer tijd nodig hebben, een dubbele afspraak vragen en dat dan zonder probleem krijgen. In een enkel geval wordt gemeld dat het moeilijk is om die inschatting te maken en dat het dan toch nog haasten is tijdens de afspraak. Meer tijd kan prettig zijn om de tijd te hebben eerst tot rust te komen, en vervolgens je zegje te kunnen doen. Iemand geeft aan meer tijd nodig te hebben omdat hij/zij niet snel naar de huisarts gaat en als hij/zij een probleem heeft het al jaren speelt, complex is en er daarom meer tijd nodig is.

Of er tijdsdruk wordt ervaren, blijkt ook heel erg af te hangen van hoe de huisarts zich opstelt. Vaak wordt aangegeven dat de huisarts alle tijd neemt en dat er geen tijdsdruk lijkt te zijn. Iemand geeft aan: 'Ik heb als ik buiten kom het gevoel er een halfuur te zitten maar dan blijk ik zelden langer dan vijf minuten binnen gezeten te hebben.'

Hoe de huisarts ervaren wordt

De meeste mensen die de vragenlijst hebben ingevuld, voelen zich begrepen door de huisarts. Iets minder dan een kwart voelt zich niet begrepen. Als het gaat over lichamelijke onderwerpen lijkt de huisarts iemand beter te begrijpen dan wanneer het gaat over psychische zaken. De ene huisarts heeft geen oog voor wat autisme is, de andere heeft geen oog voor wat een psychose is. Het begrip van de huisarts hangt ook samen met het luisteren en doorvragen en in hoeverre de huisarts iemand kent.

De meeste mensen (27) voelen zich serieus genomen door de huisarts, slechts 6 van de 37 mensen voelen zich niet serieus genomen door de huisarts. Een aantal keer wordt aangegeven dat het autisme niet serieus genomen wordt. Het idee bestaat dat een huisarts door het autisme iemand gaat onderschatten of het idee heeft dat iemand dan minder zou begrijpen.

Niemand voelt zich onrespectvol door de huisarts benaderd. Iemand heeft met de huisarts kunnen afspreken dat ze niet aangeraakt wil worden en hanteert stethoscoop of bloeddrukmeter zelf. Anderen noemen hier dat de huisarts tijd neemt, geduldig is en de moeilijkheden begrijpt.

Psychische problemen

Een kwart van de mensen die de lijst hebben ingevuld, vindt dat ze niet goed met de huisarts over psychische problemen kunnen praten. Een groot aantal (23) vindt dat dit wel goed kan.

Uit de toelichtingen blijkt dat een huisarts ook niet de persoon is of wordt gezien als de persoon om dit soort onderwerpen mee te bespreken. Men praat niet over dit onderwerp met de huisarts. De huisarts verwijst door naar de GGZ, een SPV'er of een psycholoog. Ook hier wordt weer vermeld dat een huisarts een vermoeden van ASS niet serieus had genomen: Je functioneert toch in de maatschappij? Een andere huisarts geeft aan: Ik kan er niks mee. Andere huisartsen hebben de problemen wel serieus genomen en iemand goed doorverwezen. Iemand meldt dat een huisarts weinig begrip heeft voor het effect van geluidsoverlast in de wachtkamer. Dezelfde huisarts verwacht ook te snel een antwoord van deze persoon bij onderzoek: Als de huisarts ergens op drukt en me vraagt of ik bijvoorbeeld pijn heb, dan kan ik dat niet snel genoeg voelen en ook nog mondeling uiten.

Doorverwijzen

Bijna iedereen voelt zich goed doorverwezen door de huisarts. Deze vraag was opgenomen in het onderzoek om erachter te komen of mensen vaak problemen hebben een doorverwijzing te krijgen als er een vermoeden van ASS is. In eerdere vragen hebben een paar mensen al aangegeven dat dit het geval is. Bij de toelichting wordt dit opnieuw twee keer genoemd. Een iemand heeft problemen gehad om een doorverwijzing te krijgen bij migraine. Over het algemeen is de ervaring dat de huisarts goed meewerkt als er een verwijzing gevraagd wordt.

Samenwerking hulpverleners

De meeste mensen die de vragenlijst hebben ingevuld, hebben naast
de huisarts nog andere hulpverleners. Er zijn er maar 6 die dat niet
hebben. Uit de antwoorden blijkt dat het regelmatig voorkomt dat de
huisarts slecht op de hoogte wordt gehouden door andere hulpverleners en dat de mensen met autisme hier soms zelf zorg voor dragen.
Heel regelmatig wordt gemeld dat er niet wordt samengewerkt, of
dat men elkaar uitsluitend via correspondentie/dossieruitwisseling
op de hoogte houdt. Soms zitten de diverse hulpverleners in hetzelfde team en hebben op die manier overleg.

Literatuur

Aanbevolen en verdiepingsliteratuur

Asperger, H. (1944/1997). *Autistic psychopathy in childhood*. Translated and annotated by Uta Frith. In: U. Frith (Ed.), Autism and Asperger syndrome (pp. 37-92). Cambridge: Cambridge University Press.

Attwood, T. (2001). *Het syndroom van Asperger. Een gids voor ouders en hulpverleners*. Amsterdam: Harcourt Book Publishers.

Baron-Cohen, S. (2004). *M/V Het verschil. Waarom mannen en vrouwen verschillend denken, voelen en doen*. Utrecht: Kosmos.

Delfos, M.F. (2001-2010). *Een vreemde wereld. Over autisme, het syndroom van Asperger en PDD-NOS. Voor ouders, partners, hulpverleners en de mensen zelf*. Amsterdam: SWP.

Delfos, M.F. (2004). *Informatie betreffende relatietherapie aan paren met een partner met het syndroom van Asperger*. http://www.mdelfos.nl/artikelen.html.

Delfos, M.F. (2004-2010). *De schoonheid van het verschil. Waarom mannen en vrouwen verschillend én hetzelfde zijn*. Amsterdam: Pearson Assessment and Information.

Delfos, M.F. (2010) *Let's game. Over games en gaming. Voor ouders en hun gamers*. Amsterdam: SWP.

Frith, U. (2005). *Autisme. Verklaringen van het raadsel*. Berchem: Epo.

Gerland G. (1998). *Een echt mens*. Antwerpen/Baarn: Houtekiet.

Kanner, L. (1943). Autistic disturbances of affective contact. *Nervous Child*, 2, 217-250.

Momma, K. (1996). *En toen verscheen een regenboog. Hoe ik mijn autistische leven ervaar*. Amsterdam: Ooievaar.

Segar, M. (2002). *Coping - Overlevingsgids voor mensen met het Aspergersyndroom*. Apeldoorn: Garant.

Slater-Walker, G. & C. (2004). *Een Asperger-relatie. Een geslaagd huwelijk, bekeken vanuit het gezichtspunt van beide partners*. Amsterdam: Nieuwezijds.

Wing, L. (2005). *Leven met uw autistische kind*. Lisse: Harcourt Assesment BV.

Aanvullende literatuur

APA, American Psychiatric Association (1994). *DSM-IV. Diagnostic and Statistical Manual of Mental Disorders*. Washington DC: American Psychiatric Association.

Didden, R., Palmen, A.M.J.W., & Arts, M.C.M. (2002). Communicatieve vaardigheden bij kinderen en jongeren met autisme. In: B.E.B.M. Huskens & R. Didden (red.), *Behandelingsstrategieën bij kinderen en jongeren met autisme*. Houten/Diegem: Bohn Stafleu van Loghum.

Happé, F.G.E. (1997). The autobiographical writings of three Aspergers syndrome adults: problems of interpretation and implications for theory. In: U. Frith (Ed.), *Autism and Asperger syndrome* (pp. 207-242). Cambridge: Cambridge University Press.

Happé, F.G.E. (1998). *Autism. An introduction to psychological theory*. Cambridge, Massachusetts: Harvard University Press.

Pennington, B.F., & Ozonoff, S. (1996). Executive Functions and Developmental Psychopathology. *Journal of Child Psychology and Psychiatry, 37(1)*, 51-87.

Premack, D., & Woodruff, G. (1978). Does the chimpanzee have a theory of mind? *The Behavioral and Brain Sciences, 4*, 515-526.

Schothorst, P.F., Engeland, H., van, Gaag, R.J. van der e.a. (2008). *Richtlijn autisme en aanverwante contactstoornissen*. Utrecht: Nederlandse Vereniging voor Psychiatrie.

Woordenlijst

ADHD (attention deficit hyperactivity disorder)
Ontwikkelingsstoornis waarbij hyperactiviteit, impulsiviteit en concentratieproblemen bestaan.

AWBZ (Algemene Wet Bijzondere Ziektekosten)
Iedere Nederlander is via de Algemene Wet Bijzondere Ziektekosten verzekerd voor zorg en begeleiding bij langdurige ziekte, handicap of ouderdom.

centrale coherentie
Het vermogen om details samen te voegen tot een betekenisvol geheel.

cognitieve gedragstherapie
Met behulp van gedachten je gedrag beïnvloeden, ombuigen en veranderen.

derdelijnsinstelling
Biedt intensieve (klinische) en in sommige gevallen specialistische zorg.

egocentrisch perspectief
Zich onvoldoende kunnen verplaatsen in een ander en de wereld voornamelijk vanuit het eigen perspectief benaderen; zich niet voor kunnen stellen dat de ander een ander perspectief heeft.

empathie
Je kunnen inleven dat een ander eigen gevoelens en gedachten heeft, die niet hetzelfde zijn als de jouwe of signalen van stress en gevaar aanvoelen.

ESB-theorie
Theorie die onderscheid maakt in een empathische hersenstructuur (E-type), of een systematiserende hersenstructuur (S-type) of hersenen die meer in balans zijn (B-type).

executieve functies (EF)
De functies die nodig zijn om een set van samenhangende probleemoplossende activiteiten voor een doel vast te houden.

ik-anderdifferentiatie
Tijdens de ontwikkeling krijgt een mens steeds meer besef van het ik, losstaand van de ander en leert hij zichzelf en de ander te onderscheiden.

IRO (Individuele Re-integratie Overeenkomst)
Overeenkomst die individueel afgesloten kan worden met een re-integratiebedrijf als het bedrijf dat aangewezen is door het UWV (Uitkeringsinstituut Werknemersverzekeringen), niet passend is.

jobcoach
Begeleider die iemand op de werkplek begeleidt en ondersteunt.

MASıP (Mental Age Spectrum within one Person)
Het spectrum aan verschillende mentale leeftijden binnen één persoon.

mentaliseren
Het zich een voorstelling maken van een gebeurtenis. Het doen en laten van jezelf en anderen waarnemen en begrijpen in termen van gevoelens, overtuigingen, bedoelingen en verlangens.

ontwikkelingsanamnese
Ontwikkelingsgeschiedenis van iemand die in kaart wordt gebracht bij onderzoek naar een stoornis.

PDD-NOS (Pervasive Developmental Disorder Not Otherwise Specified) of PDD-NAO (Pervasieve Ontwikkelingsstoornis Niet Anderszins Omschreven)
Restcategorie waarbij enkele kenmerken van autisme worden herkend. Deze categorie zal in de DSM-V naar verwachting niet meer voorkomen.

pgb (persoonsgebonden budget)
Dit budget kan aangevraagd worden bij het Centrum Indicatiestelling Zorg door onder meer mensen die een handicap of beperking hebben om zorg te regelen die het beste aansluit.

psychodiagnostisch onderzoek
Onderzoek naar het psychische aspect bij mensen door middel van testen.

psycho-educatie
Het geven van informatie over een bepaalde psychische stoornis aan de persoon en zijn omgeving, waarbij aandacht voor de gevolgen van de stoornis voor de persoon zelf centraal staat.

re-integratiebedrijf
Bedrijf gespecialiseerd om mensen met een beperking te ondersteunen in het zoeken naar en het behouden van werk.

RIBW (Regionale Instelling voor Beschermd Wonen)
Beschermde woonvoorziening waar iemand begeleiding op allerlei gebied kan krijgen.

rugzakje
Leerlinggebonden financiering voor extra begeleiding en ondersteuning voor het volgen van onderwijs.

socialevaardigheidstraining
In socialevaardigheidstrainingen wordt geoefend op het gebied van sociale interactie met als doel beter om te gaan met sociale situaties.

socioschema
Het 'ik' geplaatst in de wereld; het schema omvat de bewuste en onbewuste kennis van zichzelf en de manier waarop men in de wereld
en in relatie tot anderen staat.

theory of mind (TOM)
De theorie die ieder mens maakt over zijn eigen gedachten en gevoelens en die van anderen.

Wajong (Wet Jonggehandicapten) werk en arbeidsondersteuning
Regeling waardoor recht ontstaat op een uitkering en begeleiding bij
werk voor mensen die van jongs af aan door een beperking arbeidsongeschikt zijn.

Wmo (Wet Ondersteuning) maatschappelijke ondersteuning
De Wmo is ingegaan op 1 januari 2007 en is bedoeld om mensen zo
lang mogelijk zelfstandig in de maatschappij te laten functioneren.

Register

Made in the USA
Monee, IL
10 June 2026

53029983R00090